JN206657

一問一答で確認！

読んで覚える

抗菌薬

ベーシック

監修／関 雅文

執筆／尾田一貴　山田智之
　　　橋口　亮　上田浩貴
　　　眞継賢一　山本圭城

じほう

■ 序 ■

　新型コロナウイルス感染症（COVID-19）のパンデミック以来，感染症に対する社会の関心，ニーズは大きく高まった気がします。一方で，一時的に消えたかに見えた COVID-19 以外の感染症，例えばインフルエンザやマイコプラズマへのケアが疎かになり，いわゆるコロナ禍が明けてから大きな流行が発生したのはご存じの通りです。

　その中で抗菌薬耐性（AMR）対応，すなわちマスクや手指衛生を基本とした標準予防策や接触予防策によるメチシリン耐性黄色ブドウ球菌（MRSA）対策や，抗菌薬適正使用支援（Antimicrobial Stewardship；AS）による緑膿菌などグラム陰性桿菌対策は大きな問題となっています。2013 年時点での AMR に起因する死亡者数は低く見積もって 70 万人とされていますが，何も対策を講じない場合，2050 年には世界で 1,000 万人の死亡が想定され，がんによる死亡者数を超える，とした報告があるのは周知の通りです。2013 年に始まった AMR アクションプランでは 6 つの大きな項目が挙げられ，そのうちの 1 つが抗微生物薬の適正使用，すなわち医療，畜水産分野における抗微生物薬の適正な使用を推進することでした。実際に医療現場では，多くが不要とされた第 3 世代セフェム薬などの経口薬の処方が大いに抑制されたかもしれません。

　しかしながら，2024 年時点で MRSA の保菌率のほか，キノロン耐性大腸菌の比率は芳しい成果とは言いがたい数字のままでした。無作為に抗菌薬処方を減らすのではなく，みんなで基本的な対応，特に，標的となる細菌やウイルスに関する知識を増やし，抗菌薬などの使い方を見直すことで，この数字が大きく改善する可能性があることは明らかです。

さらに，2017年に8学会が合同で発表した「ASプログラム実践のためのガイダンス」では医師，薬剤師が臨床検査技師や看護師と多職種連携を行い，チームとしてAMR対応を進めていく具体的かつ理論的な方策が示されました。ASの明るい展望がますます開けつつあると言っても過言ではないでしょう。結果として，患者診療がスムーズとなり，重症感染症患者の予後も大きく改善することが期待されます。

　そのなかで，本書は医療現場の第一線で活躍する若手の薬剤師や医師を中心に，こうした知識と抗微生物薬全般の使用法を身に着けていただく，あるいはブラッシュアップしていただく目的で刊行しました。以前に出版した「抗菌薬おさらい帳」，「抗菌薬おさらい帳 第2版」の流れを汲んで，今まで同様の執筆メンバー，出版社チームでスクラムを組んで作り上げています。

　皆さんと同じ現場の第一線に立ちながら，最新の知識を持ったメンバー作成の「一問一答」コーナーも組み合わせつつ，基本的かつ最先端の情報を提供しています。問題を解いているとまるで受験生時代に戻ったような気持ちになるかもしれませんが（笑），今回は気楽に本書に向き合っていただいても，知らず知らずのうちに実力アップは間違いありません。かわいいキャラクターも新たに登場していますので，忙しい業務の合間に，もちろん読み物として仕事中に知識を確認する際にも，楽しみながら読んでいただければ，と考えています。

　さあ，ぜひご一緒に，抗菌薬と感染症診療のちょっとしたエキスパートを目指しましょう。

2025年2月

関　雅文

執筆者一覧

● 監修

関　雅文　埼玉医科大学医学部　国際医療センター感染症科・感染制御科

● 執筆 (執筆順)

尾田 一貴　熊本大学病院薬剤部・感染制御部

山田 智之　大阪医科薬科大学病院薬剤部

橋口　亮　田主丸中央病院薬剤科

上田 浩貴　関西電力病院薬剤部

眞継 賢一　関西電力病院薬剤部

山本 圭城　堺市立総合医療センター薬剤科

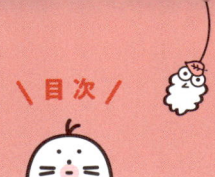

\ 目次 /

❶ ペニシリン系薬 （尾田 一貴）

❷ セフェム系薬 （山田 智之）

③ カルバペネム系薬　　　　　　　　　　　（山田 智之）

④ キノロン系薬　　　　　　　　　　　　　　（橋口 亮）

5 アミノグリコシド系薬 (橋口 亮)

8 抗MRSA薬 (橋口 亮)

9 *Clostridioides difficile* 感染症（CDI）治療薬 (上田 浩貴)

⑩ 抗真菌薬 （眞継 賢一）

⑪ 抗インフルエンザ薬　　　　（眞継 賢一）

12 抗ヘルペス薬

(尾田一貴)

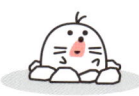

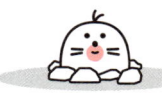

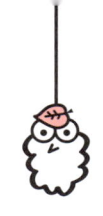

1

ペニシリン系薬

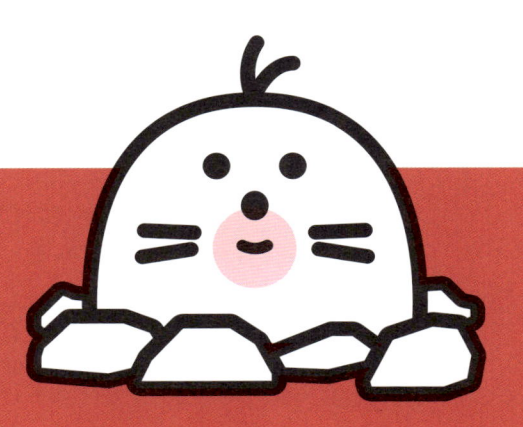

1 ペニシリン系薬

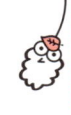

POINT

- ベンジルペニシリン（ペニシリンG）の適正使用が抗菌薬適正使用の根幹である。
- ペニシリン系薬は細胞壁合成阻害により殺菌作用を示す。
- ペニシリンGはβ-ラクタマーゼを産生しない菌（特に肺炎球菌）の第1選択薬であり，特に肺炎球菌に対して積極的に使用する。
- ペニシリンGの使用に注意が必要な場面を理解する。
- アミノペニシリン（注射用のアンピシリン，経口用アモキシシリン）について理解する。
- ウレイドペニシリン（ピペラシリン）は緑膿菌にまでスペクトラムを有する。
- β-ラクタマーゼ配合ペニシリン系薬の適正使用ポイントを理解する。
- ペニシリン系薬は，分割投与方法が基本である。
- ペニシリンアレルギーなどの副作用歴（アナフィラキシー歴）は問診，点滴ルート確保などでリスクを回避する。

ベンジルペニシリンの適正使用が抗菌薬適正使用の根幹

　ベンジルペニシリン（ペニシリンG：PCG）が発売されたのは1942年であり，そこからさまざまな抗菌薬が開発されてきました。ペニシリンGは肺炎球菌による菌血症の治療効果を劇的に改善しました（図1）。今なお販売されているという事実が，その確かな効果と安全性を担保しているといえるでしょう。さらには，ペニシリンGは現存する抗菌薬の中でも最もスペクトルが狭いとされていますので，近年問題となっている薬剤耐性菌（Antimicrobial Resistance；AMR）問題において，特に重要な位置づけにあります（図2）。

AMR問題とは，薬剤耐性菌が増えつつも抗菌薬開発が停滞しており，公衆衛生上の重要な危機として取りざたされている問題である。

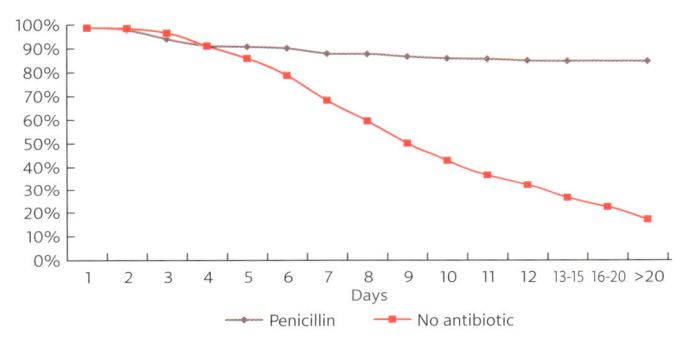

〔WHO : ANTIMICROBIAL RESISTANCE Global Report on Surveillance 2014, p23, Figure9 (https://apps.who.int/iris/bitstream/handle/10665/112642/9789241564748_eng. pdf?sequence=1&isAllowed=y）より〕

図1 ペニシリンが発売される前と後の，肺炎球菌菌血症による生存率の低下

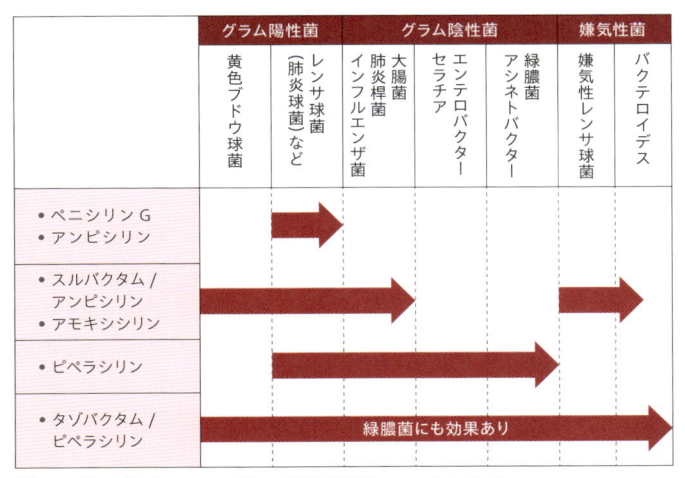

図2 代表的なペニシリン系抗菌薬のスペクトル

ペニシリンの最初の臨床応用は1941年で，一定の効果はあったものの，準備できた薬物量が少なく，救命には至らなかったとの記録がある。

つまり，感染症治療におけるペニシリンGは，感染臓器および原因菌が判明した場面での治療薬（definitive therapy）として，適切に選択することができるか，という観点から，教育的な位置づけにあると考えてよいでしょう。要するに，ペニシリンGを適切な場面で選択肢に挙げるということは，AMR問題を的確に捉え，抗菌薬適正使用の根幹を理解して実践していることの証左ということです。

いかがでしょうか。ペニシリンGを使用したことはありますか？　もしもあなたがペニシリンGを使用したことがなければ，抗菌薬適正使用やAMR問題について学び直すために，本書はきっとお役に立つことでしょう。

ペニシリン系薬は細胞壁合成阻害で殺菌作用

ペニシリン系薬の作用機序は，細胞壁のペプチドグリカン構造の合成に必須である蛋白質に結合して，その機能を阻害することによります。そして細胞壁合成阻害を引き起こし，殺菌的に作用します。この蛋白質は，本来はトランスグリコシラーゼ，トランスペプチダーゼなどの酵素活性を持ちますが，客観的にはペニシリンが結合する蛋白質という所見から，ペニシリン結合蛋白質（Penicillin Binding Protein；PBP）と呼ばれるようになりました。

ペニシリンGは肺炎球菌の第1選択薬

▶ ペニシリン系薬：ベンジルペニシリン（ペニシリンG：PCG）

臨床上最も遭遇するペニシリンGの適応菌種は，肺炎球菌をはじめとしたレンサ球菌属でしょう。そのほか，梅毒，ウェルシュ菌などにも第1選択薬として使用されます。どのように適応するか，最もオーソドックスな使い方は，肺炎や副鼻腔炎などの気道感染症でしょう。肺炎や副鼻腔炎の診断を受けた基礎疾患のない成人患者において，喀痰や鼻汁検体でグラム染色を行い，グラム染色陽性（青紫色）の双球菌の形態を示す菌が検出されれば，肺

莢膜は免疫原性を低下させるために，脾臓を摘出した人では補体がうまく働かず，肺炎球菌の毒性が強く出る。

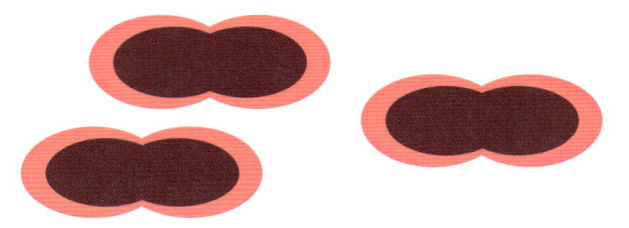

暗褐色で2つの丸い菌が重なったように見える形態（双球菌）であれば，肺炎球菌の可能性がある。さらに周りを取り囲むような構造を認めればそれは莢膜であり，さらに肺炎球菌を示唆する所見である

図3 肺炎球菌のグラム染色像

炎球菌を疑います（図3）。入院治療とするのであればペニシリンG，外来治療とするのであれば経口ペニシリン系薬（後述）を選択することになります。ほかにもペニシリンGは，原因菌としてはレンサ球菌属，感染症としては皮膚軟部組織感染，感染性心内膜炎などで使用する機会が頻繁に訪れますので，少なくとも代表的なペニシリン系抗菌薬のスペクトルについて学んでおきましょう。

ペニシリンGの使用に注意が必要な場面

治療効果，安全性ともに優れたペニシリンGですが，医薬品の安全使用の観点から注意が必要な場面を列挙します。

a. カリウムが比較的多く含まれている（1.53 mEq/100万単位）ことに注意が必要です。末梢静脈より点滴する場合，カリウム濃度は40 mEq/L未満を維持しなければ血管痛が著明となりますので，400万単位当たりの希釈溶解液量として170 mLほどは必要となります。

b. 製剤単位は100万単位ですが，使用量は最大で1日当たり2,400～3,000万単位にも達するために，そのような場合では使用バイアル数が極端に多くなってしまいます。ただし添付文書には2,400万単位/日まで記載があることに注意しましょう。3,000万単位/日は感染性心内膜炎で使用され

カリウムは疼痛のみならず，医療安全上とても大事なポイントなので注意しよう（過剰投与で心停止）。

ることのある用量です。

c. 2,400万単位を使う場合には，半減期が短いので4時間ごとに分割して使う必要があります。ただし，米国感染症学会による「感染性心内膜炎ガイドライン」では，更新頻度などが簡便な持続投与も提案されており[1]，必要に応じて現場，患者ともに納得できる用法・用量を適用するとよいでしょう。

d. 黄色ブドウ球菌は，本来はペニシリンGが効果を発揮する菌ですが，通常の感受性結果で感受性と判断されても，残念なことにペニシリナーゼと呼ばれるβ-ラクタマーゼを産生し，臨床的にも効きません。そこで，黄色ブドウ球菌に対してペニシリンGを使用する場合は，ニトロセフィン法，セフォキシチンディスク法などによるβ-ラクタマーゼ産生確認試験（Zone-edge testと呼ばれます）により，β-ラクタマーゼが本当に産生しないことを確認するのが望ましいかもしれません。ゾーンエッジテストによりβ-ラクタマーゼ非産生が確認された場合に，ペニシリンGが使用できるエビデンスも報告されています[2]。

アミノペニシリンについて理解する

▶ **アミノペニシリン系薬：アンピシリン（ABPC），アモキシシリン（AMPC）**

ペニシリン系薬はβ-ラクタマーゼへの安定性を少しずつ向上させながら，スペクトラムを広げていきました。

ペニシリンGを改良したアンピシリン（アミノベンジルペニシリン）やアモキシシリン（アミノメチルペニシリン）は，アミノペニシリン系に該当します。アンピシリンは主に注射用ですが，内服用も発売されています。ただし内服用アンピシリンは吸収率があまり良くなかったので，内服用のアミノペニシリンとして開発されたものがアモキシシリンです。いずれのアミノペニシリン系薬も同じスペクトラムを有しています。

注射用であるアンピシリンは，ペニシリンGのように多量のカ

ABPCやAMPCの略語の由来を知らない人も多いが，本書できちっと理解しておこう！

リウムは含みませんので，希釈量は少なくてすみます。アンピシリンはペニシリンGよりも半減期がやや長くなりましたので，1日投与回数は3〜4回に抑えることもできますが，感染性心内膜炎では1日6回に分割した用法・用量がガイドラインに記載されています[1]。ただしアンピシリンは水溶液中の安定性は低いために，持続投与には向きません[3]。

一方，アモキシシリンはわが国では内服用としてのみ販売されていますが，海外では注射用の製剤もありますので，海外の文献を評価する際には注意が必要です。レンサ球菌属がメインターゲットとなるアモキシシリンは，上気道＆下気道感染症に使用され，1回500mgの1日3回が標準的な用法・用量です[4]。

そしてアミノペニシリンは，ペニシリンGでカバーしていない菌（インフルエンザ菌，一部の腸球菌，リステリア菌）などでも使用されます。β-ラクタマーゼに対してやや安定性が向上していますので，大腸菌に対して感受性があれば使用することも検討されます。ただしその感性率は決して高くはないので，使用する際は注意しましょう。

緑膿菌にまでスペクトラムを有するウレイドペニシリン（ピペラシリン）

▶ ウレイドペニシリン系薬：ピペラシリン（PIPC）

アミノペニシリン系薬よりもさらによりスペクトラムを拡大したものが，ウレイドペニシリン系薬であるピペラシリンです。特に，緑膿菌に対しても感受性を示しますので，AMR対策の観点からは緑膿菌を治療する必要がない感染症への使用は慎みましょう。ほかにもさまざまなグラム陰性桿菌に感受性を示し，エンテロバクターやシトロバクターなどにも効果を示します。ただし，エンテロバクターやシトロバクターなどは，染色体性にβ-ラクタマーゼ（AmpC型β-ラクタマーゼ）を保有していますので，その過剰産生によって比較的耐性化しやすく，治療中にも耐性化

PIPCの出番は多くはないが，抗菌薬供給制限問題などを含めて，代替薬としてもしっかり使用できるようになろう。

する可能性があります。比較的β-ラクタマーゼに安定性を向上させてきたとはいえ、アミノペニシリン系薬と同様に十分ではありません。したがって、ピペラシリンは広域スペクトラムを持つペニシリン系薬と呼ばれることもありますが、超重症感染症で救命の危機にある場合には、β-ラクタマーゼ産生菌をしっかりとカバーしなければならない場面が多いので、ピペラシリン単独による経験的治療（エンピリックセラピー）は控えるべきでしょう。

β-ラクタマーゼ配合ペニシリン系薬の適正使用ポイント

▶ スルバクタム／アンピシリン（SBT/ABPC）、クラブラン酸／アモキシシリン（CVA/AMPC）、タゾバクタム／ピペラシリン（TAZ/PIPC）

少しずつ改良を重ねてきたとはいえ、ペニシリン系薬は基本的にβ-ラクタマーゼに強いわけではありません。そこで、抗菌活性を有しませんが、β-ラクタム環を持つことで菌の産生するβ-ラクタマーゼをトラップしやすい構造を持つ化合物として、主となるペニシリン系薬が分解されないことを狙って開発されたのがβ-ラクタマーゼ阻害薬です。

β-ラクタマーゼ阻害薬の開発により、β-ラクタマーゼ産生菌に対しても抗菌活性が得られるようになりました。例えば、β-ラクタマーゼ阻害薬であるスルバクタムをアンピシリンに配合〔スルバクタム／アンピシリン（SBT/ABPC）〕することにより、β-ラクタマーゼを産生する黄色ブドウ球菌や大腸菌、嫌気性連鎖球菌などにスペクトラムを拡大させました。アモキシシリンにはβラクタマーゼ阻害薬としてクラブラン酸を配合〔クラブラン酸／アモキシシリン（CVA/AMPC）〕することにより、市中肺炎をはじめとする上気道感染症において重要なモラクセラ・カタラーリス、一部のインフルエンザ菌に対してスペクトラムを拡大させました。ピペラシリンにはβ-ラクタマーゼ阻害薬としてタゾバクタムを配合〔タゾバクタム／ピペラシリン（TAZ/PIPC）〕す

β-ラクタマーゼ阻害薬には、スルバクタム、タゾバクタム、クラブラン酸に加えて、最近は、レレバクタム、アビバクタムが日本で使用さ↗

ることにより，染色体性のβ-ラクタマーゼを一定量産生するエンテロバクターやシトロバクターなどへの安定性を獲得し，バクテロイデス（嫌気性菌）属にも安定した抗菌活性を示すようになりました。したがって超重症感染症においても，経験的治療として使用することができるようになりました。

ペニシリン系薬は分割投与方法が基本

　β-ラクタム系薬はすべてそうですが，ペニシリン系薬の殺菌作用は，時間依存性に発揮されます。特に，最小発育阻止濃度（minimum inhibitory concentration；MIC）を超えている時間の割合（%T > MIC，time above MIC；TAM とも呼ばれる）が，全体の 50 %以上を達成できていれば最大殺菌作用に達すると考えられています。ただし，薬物動態の観点からはペニシリンGは極めてクリアランスが大きい（1,000 mL/分）ために，半減期が極めて短いことが知られています。つまり，%T > MIC として50%を達成させるためには，前述したように，1日に6回などに分割して投与するか，もしくは持続投与などが推奨されます。アミノペニシリンやピペラシリンはペニシリンGほどの半減期の短さはありませんが，それでも1日に3〜4回に分けて投与することが標準的です。

　身近な市中感染症の例で困るのが小児における分割投与です。小児は服薬に一苦労する場合も多く，なるべく服薬回数を減らしたいという要求が出ることがあります。ただし例えば，1日3回以上の投与回数が望ましいアモキシシリンを1日2回などで服薬することは，効果を最大化するうえでは勧められません。現実的な落としどころは症例により異なりますが，どのような対応を行うにせよ，分割投与することで治療効果が確保できるという共通理解を形成することが重要でしょう。

＼れている。

副作用歴（アナフィラキシー歴）は問診，点滴ルート確保などでリスクを回避

　ペニシリン系薬の代表的副作用としてアレルギーが挙げられます。特に即時型アレルギーとしてのアナフィラキシー（血圧低下，呼吸困難）は重篤な転帰をたどることも少なくありません。医薬品副作用データベースによる調査結果によると，アナフィラキシーの発現要因として，抗菌薬が第4位（12.4％）にランクインしており，うちβ-ラクタム系薬が84％を占めていました[5]。

　したがってペニシリン系薬を投与する時は，アナフィラキシーを避けることが重要であり，そのために過去に重篤なアレルギー歴がないかを確認する問診が極めて重要になります。ただし，ペニシリンアレルギーと記録されている患者のうち，90％以上は真のアレルギーではないという報告もありますので[6]，適切な情報整理さえ行っておけば過度に怖がる必要はないでしょう。

　過去にはペニシリン系薬を投与する前に皮内テスト（皮内に少量の該当薬を注入し，発赤が出るかを確認する）が実施されていました。しかし，その皮内テストでアナフィラキシーを予見できるエビデンスには乏しいこと，もとはといえば皮内テストは注射用製剤に含有されていたアレルギー反応を評価する目的でしたが，その後製剤の純度が向上したために行われなくなりました。

　アナフィラキシーのリスクが考えられる場面でβ-ラクタム系薬を投与する際は，確実に点滴ルートを確保したのちに投与開始し，アレルギー症状が出ないか注意深くモニタリングすることが必須です。

　そのほかの頻度の高い副作用は下痢です。その原因には，腸内細菌叢のバランスが乱れること，そしてバランスが乱れた結果，*Clostridioides difficile* 感染症（CDI）を引き起こすことなどがあります。比較的まれな副作用として，骨髄抑制，肝機能障害，痙攣などが報告されています。最後に，溶連菌性咽頭炎と症状の似た

アレルギー，アナフィラキシー，アナフィラキシーショック，皮疹，蕁麻疹はそれぞれ対応が異なる。特にアナフィラキシーショック歴

エプスタイン・バールウイルス（Epstein-Barr virus；EB virus）によって引き起こされる伝染性単核球症患者に対してアモキシシリンを投与すると，皮疹のリスクが高まるために禁忌とされています。

　しかし，これら疾患の臨床症状は似ており鑑別は難しいようです。近年，アモキシシリンだけではなく，ほかの抗菌薬でも皮疹のリスクが上昇することが報告されていますので，一概にアモキシシリンを避ければよいというものでもないようです[7]。

引用文献

1) Baddour LM, et al. : Infective Endocarditis in Adults : Diagnosis, Antimicrobial Therapy, and Management of Complications: A Scientific Statement for Healthcare Professionals From the American Heart Association. Circulation, 132(15) : 1435-1486, 2015
〔Erratum in : Circulation, 132(17) : e215, 2015. Erratum in : Circulation, 134 (8) : e113, 2016. Erratum in : Circulation, 138(5) : e78-e79, 2018〕

2) Mok HT, et al. : Treatment outcomes with benzylpenicillin and non-benzylpenicillin antibiotics, and the performance of the penicillin zone-edge test versus molecular detection of blaZ in penicillin-susceptible Staphylococcus aureus（PSSA）bacteraemia. J Antimicrob Chemother, 78(10) : 2515-2523, 2023

3) Nakamura T, et al. : Stability of benzylpenicillin potassium and ampicillin in an elastomeric infusion pump. J Infect Chemother, 24(10) : 856-859, 2018

4) Rosenfeld RM, et al. : Clinical practice guideline（update）: Adult Sinusitis Executive Summary. Otolaryngol Head Neck Surg, 152(4) : 598-609, 2015

5) Sugizaki C, et al. : ［ANALYSIS OF DRUG-INDUCED ANAPHYLAXIS CASES USING THE JAPANESE ADVERSE DRUG EVENT REPORT DATABASE］. Arerugi. 71(3) : 231-241, 2022

6) Mabilat C, et al. : Improving antimicrobial stewardship with penicillin allergy testing : a review of current practices and unmet needs. JAC Antimicrob Resist, 4(6) : dlac116, 2022.

7) Zhang R, et al. Association between Antibiotic Exposure and the Risk of Rash in Children with Infectious Mononucleosis : a Multicenter, Retrospective Cohort Study. 67(6) : e00249-23, 2023

は最重要なので，病歴聴取は必須である。

■ ペニシリン系薬

問1	ペニシリンGの発売は〔1942〕年である。
問2	ペニシリンGは肺炎球菌に効果が期待できない。○か×か。 ×
問3	薬剤耐性菌問題として表現されるAMRとは〔Antimicrobial Resistance〕の略である
問4	ペニシリン系薬の作用機序は〔細胞壁合成阻害〕である。
問5	ペニシリン系薬の作用点となる蛋白質は〔ペニシリン結合蛋白質（penicillin binding protein；PBP)〕である。
問6	ペニシリンGの適応菌種として〔レンサ球菌〕，〔梅毒〕，〔ウェルシュ菌〕もある。
問7	肺炎球菌のグラム染色分類はグラム〔陽〕性〔双球（球でも可)〕菌である
問8	ペニシリンGに比較的多く含まれている電解質は〔カリウム〕である。
問9	ペニシリンGの最大使用量は〔2,400万単位〕である。
問10	ペニシリンGの半減期は〔短〕く，持続投与も行われる。

解説

発見は1928年。

肺炎球菌の第1選択薬。

しっかりと覚えよう。

細胞壁のペプチドグリカン構造の合成に必須である蛋白質に結合する。

本来はトランスグリコシラーゼ，トランスペプチダーゼなどの酵素活性を持つ。

本書で紹介している一部の菌である。ほかにも覚えておくとよい。

色や形態を覚えておこう。

1.53 mEq/100万単位含まれている。

感染性心内膜炎では3,000万単位使用されることがある。

分割投与する場合は4時間ごとの投与が必要。

問題

問11	〔黄色ブドウ球菌〕は，本来はペニシリンGは効果を発揮する菌であるが，通常の感受性結果で感受性と判断されても効果が乏しい場合がある。
問12	アミノペニシリンには〔アンピシリン〕と〔アモキシシリン〕がある。
問13	アンピシリンのカリウム含有量は，ペニシリンGと比べると〔少ない〕。
問14	感染性心内膜炎でのアンピシリンの分割投与方法は，1日〔6回〕である。
問15	アンピシリンの持続投与が紹介されていないのは，〔水溶液中〕での安定性が低いためである。
問16	アモキシシリンの標準的用法用量は〔1回500 mg，1日3回〕である。
問17	緑膿菌に対してスペクトラムを有するウレイドペニシリンは〔ピペラシリン〕である。
問18	エンテロバクターやシトロバクターなどが持つ染色体性のβ-ラクタマーゼは〔AmpC型β-ラクタマーゼ〕である。
問19	β-ラクタマーゼによるペニシリン系薬の分解を防ぐために開発された化合物が〔β-ラクタマーゼ阻害薬〕と呼ばれる。
問20	アンピシリンと配合されている〔β-ラクタマーゼ阻害薬〕は，〔スルバクタム〕である。

解説

ペニシリナーゼ産生能を見落とすことがある。

アンピシリンは注射製剤，アモキシシリンは経口製剤である。

カリウムの含有量は，輸液の量に影響する。

ペニシリンよりも半減期は長いが，感染性心内膜炎ではこの投与回数となる。

持続投与ならばペニシリンGを使用する。

2,000 mg/日まではわが国でも使用することが可能と思われる。

緑膿菌をカバーするかしないかが，抗菌薬選択の観点からは重要である。

AmpC型β-ラクタマーゼは，プラスミドにも乗ることがある。

それ自体は抗菌効果を持たないことが通常である。

スルバクタムはアシネトバクター属に感受性を持つ。スルバクタムアンピシリンがアシネトバクターに感受性と判定される場合もある。

問題

問21	アモキシシリンと配合されている〔β-ラクタマーゼ阻害薬〕は，〔クラブラン酸〕である。
問22	ピペラシリンは〔β-ラクタマーゼ阻害薬〕として〔タゾバクタム〕を配合することで，超重症感染症においても，経験的治療として使用することができるようになった。
問23	ペニシリン系薬の殺菌作用は〔時間依存性〕に発揮される。
問24	最小発育阻止濃度を超えている時間の割合を〔%T > MIC，もしくは time above MIC；TAM〕と呼ぶ。
問25	ペニシリン系薬の代表的副作用として〔アレルギー，もしくはアナフィラキシー〕が挙げられ，血圧低下や呼吸困難など重篤な転帰をたどることもある。
問26	アナフィラキシーは〔問診〕，〔点滴ルート確保〕でリスクを回避する。
問27	抗菌薬アナフィラキシーの予見の方法として，以前は不純物による影響を評価する目的の〔皮内テスト〕が行われていたが，現在は行われていない。
問28	〔エプスタイン・バールウイルス（Epstein-Barr virus；EB virus）によって引き起こされる伝染性単核球症〕に対するアモキシシリン投与は，皮疹リスクが高まるために禁忌とされているが，ほかの抗菌薬でも同様のリスクが報告されている。

解説

クラブラン酸による下痢の副作用に注意する。クラブラン酸の配合比率を下げるための工夫として，アモキシシリン/クラブラン酸とアモキシシリン単剤を組み合わせる方法や，配合比率を下げた製剤も販売されている。

カルバペネム系薬に劣らないスペクトラムを示すので，濫用には特に注意が必要である。

その目標値は，敗血症では100％が望ましい。

遊離体濃度による時間が重要である。

特にR1側鎖と呼ばれる構造の類似性に注意が必要。

特に問診が重要であり，原因物質やその時期の特定により，リスクを最小化することができる。

2000年代後半から徐々に実施されなくなった。

抗菌薬による皮疹は，すべてがアレルギーによるものではないため，病歴の聴取には慎重な姿勢が重要。

　最初はやはりペニシリン系薬からスタートですね。最も古くて，最も耐性化を誘導しにくい抗菌薬といっても過言ではないでしょう。最近はこれまた最も古い感染症の1つである梅毒が猛威を振るい，ステルイズ（ベンジルペニシリンベンザチン筋注製剤）が良く使用されるようになりました。抗菌薬治療・化学療法は「ペニシリンに始まり，ペニシリンに終わる」，そして「たかがペニシリン。されどペニシリン」といったところでしょうか。

　ちなみに，ペニシリン系薬選択のポイントは大きく2つです。

- ・グラム陽性菌だけに効くのか，グラム陰性菌にも効くのか（緑膿菌含む）
- ・β-ラクタマーゼ阻害薬配合剤まで必要なのか

　つまりペニシリンGやアンピシリンは主にグラム陽性菌のみ，アモキシシリンやアンピシリン/スルバクタム以上はグラム陰性菌までカバーし始めます。ピペラシリン以上は緑膿菌までカバーしてしまいますね（良くも悪くも）。

　β-ラクタマーゼ阻害薬配合剤が現場では幅を利かせていますが，そもそも本来β-ラクタマーゼを産生しないはずの肺炎球菌などレンサ球菌系の感染症であ

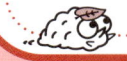

ればβ-ラクタマーゼ阻害薬は不要ですね。これでお気づきでしょうが，抗菌薬治療・化学療法において抗菌薬を選択する際には，「微生物学」，つまりターゲットとなりうる細菌やウイルスなどの知識が必要です。「敵を知り，己を知る」と言ったら大げさかもしれませんが，ぜひ主だった細菌やウイルスのことを勉強していきましょう。そのためにもICT（感染制御チーム）やAST（抗菌薬適正使用支援チーム）でご一緒することが多い，検査部の臨床検査技師の先生方とぜひ仲良くしましょう。多職種連携，多くのスタッフとの情報共有こそが「抗菌薬のプロ」への第1歩かもしれません。そのための勉強や話題づくりの素材としてペニシリン系薬やその標的となり得る細菌は最適でしょう。

　本章は，「皆さん，多様性あふれる抗菌薬，微生物の世界にようこそ」，といったところです。

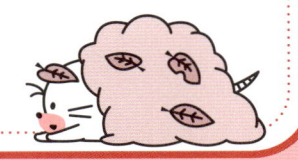

MEMO

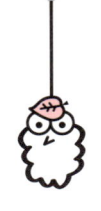

2

セフェム系薬

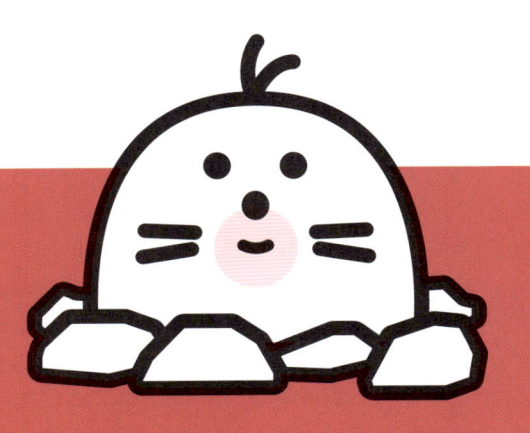

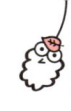

2 セフェム系薬

POINT

- 世代ごとに特徴があり，抗菌スペクトルや耐性菌への効果が異なる。

- 第1世代はメチシリン感性黄色ブドウ球菌（Methicillin- susceptible *Staphylococcus aureus*；MSSA）やレンサ球菌などのグラム陽性菌が良い適応となる。

- 第2世代はグラム陰性菌の抗菌活性が強化され，一部は嫌気性菌や基質拡張型 β-ラクタマーゼ（ESBLs）産生菌にも抗菌活性を有する。

- 第3世代は緑膿菌に対する抗菌活性を持つ薬と持たない薬剤があり，使用目的が異なる。

- 第4世代はグラム陽性菌からSPACEやAmpC型 β-ラクタマーゼ産生菌にも抗菌活性がある。

- 時間依存的な殺菌作用を示し，適切な投与サイクルが重要である。

- ペニシリンとの交差アレルギーに注意する。

セフェム系薬は世代ごとにその特徴を理解すべし

　セフェム系薬はβ-ラクタム系薬であり，ペニシリン結合蛋白質（PBP）に作用して細菌の細胞壁の合成を阻害し，菌を死滅させます。抗菌薬の中でも種類が多く，その構造式の違いから，セファロスポリン系，セファマイシン系，オキサセフェム系と細かく分類されています。

　一方，臨床的に重要なことは，セフェム系薬は世代によって分類されており，世代が進むにつれて抗菌スペクトルや耐性菌への効果が変わってくることです。したがってセフェム系薬を覚えるためには，まずは世代ごとにその特徴を理解することが重要です。一般的に第1世代はグラム陽性菌に抗菌力が強く，世代が進むに

セフェム系薬は，イタリア・サルデーニャ島の排水溝から採取された真菌（*Cephalosporium acremonium*）が産生するセファロスポリンC↗

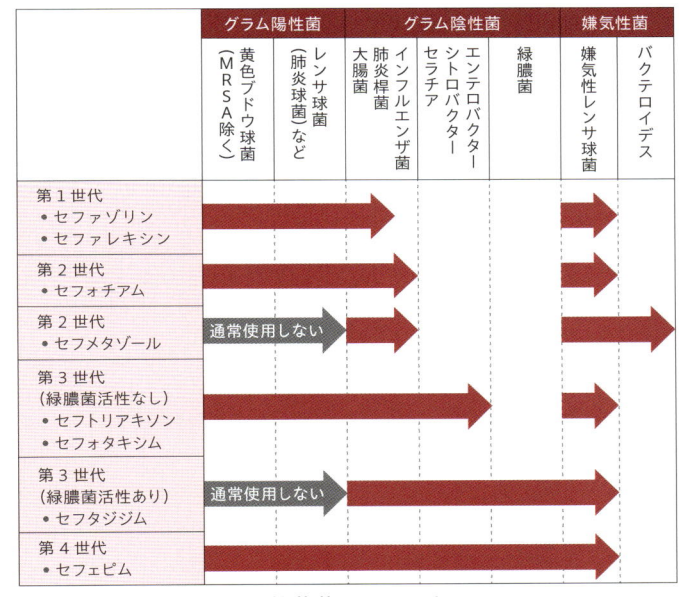

	グラム陽性菌		グラム陰性菌				嫌気性菌	
	黄色ブドウ球菌（MRSA除く）	レンサ球菌（肺炎球菌）など	インフルエンザ菌 肺炎桿菌 大腸菌	エンテロバクター シトロバクター セラチア		緑膿菌	嫌気性レンサ球菌	バクテロイデス
第1世代 • セファゾリン • セファレキシン								
第2世代 • セフォチアム								
第2世代 • セフメタゾール	通常使用しない							
第3世代 （緑膿菌活性なし） • セフトリアキソン • セフォタキシム								
第3世代 （緑膿菌活性あり） • セフタジジム	通常使用しない							
第4世代 • セフェピム								

図　代表的なセフェム系抗菌薬のスペクトル

つれグラム陰性菌への抗菌力が強くなるという特徴があります。

　本章では個々の世代における代表的で重要なセフェム系薬について紹介していきましょう（図）。

第1世代セフェム系薬
—— グラム陽性菌が得意

▶ 主な第1世代セフェム系薬：セファゾリン（CEZ），セファレキシン（CEX）

　グラム陽性菌に対する効果が高く，メチシリン感性黄色ブドウ球菌（MSSA）やレンサ球菌が良い適応になります。実際にセファゾリンはMSSAに対する第1選択薬です[1]。MSSAであればその臨床効果はバンコマイシンよりも優れています[2]。また，口腔内グラム陽性嫌気性菌にも抗菌活性があるといわれています。一

の発見をもとに，その開発が始まった。

セフェム系薬

方，グラム陽性菌でも腸球菌およびリステリアに対しては抗菌活性を持ちませんが，第1世代に限らずほとんどのセフェム系薬がこれらの菌に対する抗菌活性を有しません〔CeftarolineやCeftobiproleは一部の腸球菌に抗菌活性があるとされる（2024年9月時点で国内未承認）〕。

グラム陰性菌では，大腸菌やプロテウス菌，肺炎桿菌などには抗菌活性があります。しかしインフルエンザ菌やモラキセラ，バクテロイデス（嫌気性菌）には通常効果がなく，医療関連感染の代表的な原因菌である"SPACE＊"にも効果がありません。

＊：SPACEとはS：セラテア（*Serratia*），P：緑膿菌（*Pseudomonas*），A：アシネトバクター（*Acinetobacter*），C：シトロバクター（*Citrobacter*），E：エンテロバクター（*Enterobacter*）のそれぞれの頭文字を取ったものです。

主に使われる感染症は，皮膚軟部組織感染症（蜂窩織炎など），骨髄炎，感染性心内膜炎などです[1]。また，周術期では清潔手術に対する予防抗菌薬としても広く用いられています[3]。一方，髄液への移行性が悪いことから，髄膜炎に使うことができません（第1世代と第2世代は髄液移行性が悪い）。

経口薬の第1世代セフェムはセファレキシンがあります。バイオアベイラビリティが良好であり，経口薬として非常に優れています。抗菌スペクトラムにはセファゾリンとほぼ同様であり，主に使用される感染症としては皮膚軟部組織感染症などになります。

第2世代セフェム系薬
—— グラム陰性菌に対して強化

▶ 主な第2世代セフェム系薬：セフォチアム（CTM），セファクロル（CCL），セフメタゾール（CMZ），フロモキセフ（FMOX）

第2世代セフェム系薬は第1世代に比べグラム陰性菌への抗菌活性が強くなっています。β-ラクタマーゼに対して第1世代よりも安定であるため，大腸菌やクレブシエラに加え，インフルエンザ菌〔β-ラクタマーゼ非産生アンピシリン耐性（BLNAR）を除く〕やモラキセラなどのグラム陰性菌に対しても抗菌活性があり

セファレキシンには1日4回で服用する製剤と，1日2回服用が可能な徐放性製剤がある。

ます。セフォチアムは第1世代のグラム陽性菌に対する抗菌活性を残しつつ，グラム陰性菌に対して抗菌活性が強くなっています。したがって上記の菌に対する軽症の肺炎や尿路感染症などが良い適応になります。しかし，ペニシリン耐性肺炎球菌やBLNARに対しては使用できないため，肺炎に対して使用される場面は限定的です。経口薬の第2世代セフェムはセファクロルがあります。第1世代のセファレキシンと同じくバイオアベイラビリティが良好であり，広く用いられています。

一方，セフメタゾールはグラム陽性菌への抗菌活性は第1世代に比べて落ちるものの，β-ラクタマーゼを産生するバクテロイデス（近年，耐性化が問題となっているため注意が必要）などの嫌気性菌に対して抗菌活性を持っており，腹腔内感染や下部消化管の手術時の予防抗菌薬に用いられます[3]。

フロモキセフに関しても，セフメタゾールと類似の抗菌スペクトルを持ち，基本的にはセフメタゾールと同じような場面で用いられます。また，セフメタゾールとフロモキセフは基質拡張型β-ラクタマーゼ（ESBLs）産生の大腸菌やクレブシエラにも抗菌活性を持ち[4]，非重症例の尿路感染症などで用いられています。

第3世代セフェム系薬
—— SPACEを含むグラム陰性菌への抗菌活性を拡大

▶ 主な第3世代セフェム系薬：セフトリアキソン（CTRX），セフォタキシム（CTX），セフタジジム（CAZ），スルバクタム/セフォペラゾン（SBT/CPZ）

第3世代セフェム系薬は第1，第2世代に比べ，グラム陰性菌の抗菌活性が強くなっています。大腸菌，肺炎桿菌，インフルエンザ菌やモラキセラに加え，SPACEにも抗菌活性を持ちます。ただしエンテロバクター，シトロバクター，セラチアがAmpC型β-ラクタマーゼを過剰産生している場合には使用することができません。さらに，第3世代セフェム系薬は緑膿菌に対して抗菌活性を有しているかどうかを理解しておくことが重要です。

第2世代であるセフメタゾールはセファマイシン系，フロモキセフはオキサセフェム系に属する。

■ セフェム系薬

❶ 緑膿菌の抗菌活性なし：セフトリアキソン，セフォタキシム

　これらの抗菌薬は医療関連感染症の代表的な菌である緑膿菌に対する抗菌活性がありません。グラム陰性菌に対する抗菌活性が上がったにもかかわらず，グラム陽性菌にも強い抗菌活性を示します。さらに，髄液移行性があり，髄膜炎にも用いられます。特に重要なグラム陽性菌としては肺炎球菌があります。肺炎球菌による肺炎（ペニシリン系薬の最小発育阻止濃度（MIC）$\leqq 2\mu g/mL$）や髄膜炎（ペニシリン系薬のMIC $\leqq 0.06\mu g/mL$）では，通常ペニシリン系薬が用いられますが，耐性肺炎球菌による肺炎（ペニシリン系薬のMIC $\geqq 4\mu g/mL$）や髄膜炎（ペニシリン系薬のMIC $\geqq 0.12\mu g/mL$）ではペニシリンが使えません。このような場合には，第3世代セフェム系薬であるセフトリアキソンやセフォタキシムが良い適応になります。

　主に使われる感染症としては，肺炎や髄膜炎，尿路感染症などです。また，セフトリアキソンは近年耐性化が極めて進んでいる淋菌に対して第1選択薬になり得るため，淋菌性尿道炎とか淋菌性咽頭感染症などにも用いられます。

　薬剤選択のうえでセフトリアキソンとセフォタキシムの大きな違いは，体内からの排泄経路と半減期です。セフトリアキソンが胆汁排泄と腎排泄が50％ずつで，セフォタキシムが主に腎排泄です。セフォタキシムは腎機能に応じて投与量を変更する必要があります。セフトリアキソンの半減期は約8時間とβ-ラクタム系薬の中でも長く，これにより1日1回～2回の投与を可能としています。一方，セフォタキシムの半減期は約1時間となるため（腎機能正常の場合），通常は1日3～4回投与となり，髄膜炎の時には1日6回の投与が必要になります。

❷ 緑膿菌の抗菌活性あり：
セフタジジム，スルバクタム/セフォペラゾン

　これらの抗菌薬は，グラム陰性菌に強くなった半面，グラム陽

 ピボキシル基を有する経口抗菌薬は，低カルニチン血症が問題となることがある。

性菌には弱く，ブドウ球菌や肺炎球菌などには通常使いません。使用目的としては主に緑膿菌をターゲットとする場合に用いられることが多い薬剤です。緑膿菌が問題となる感染症の1つに発熱性好中球減少症がありますが，セフタジジムは従来第1選択薬の1つとして位置づけられていました。しかし，近年では好気性グラム陰性菌への耐性化やグラム陽性菌への抗菌活性の低さが問題となっています[5, 6]。セフォペラゾンもセフタジジムと同様に緑膿菌に活性を持つ薬剤ですが，抗菌活性はセフタジジムよりも低く，緑膿菌をターゲットとして用いる場面はあまりないと考えられます。国内ではスルバクタム/セフォペラゾンとして，スルバクタムとの合剤が使用可能です。スルバクタムの配合により，β-ラクタマーゼ産生の嫌気性菌（バクテロイデス属など）にも抗菌活性を持ちます。

> **MEMO**
>
> 第3世代セフェム系薬はその広い抗菌スペクトラムから適正使用が重要となる抗菌薬ですが，国内の抗菌薬使用状況において，特に経口第3世代セフェム系薬（セフジニル，セフカペンなど）の使用量が多いことが指摘されています。さらに第3世代セファロスポリン耐性大腸菌の薬剤耐性率は諸外国と比較して高いことが問題視されており，2023年4月に発表された「薬剤耐性（AMR）対策アクションプラン2023-2027」では，経口第3世代セフェム系薬のさらなる使用量削減が求められています[7]。

第4世代セフェム系薬
—— グラム陽性菌からSPACEまで幅広い抗菌活性

▶ **主な第4世代セフェム系薬：セフェピム（CFPM），セフォゾプラン（CZOP）**

　第4世代セフェム系薬はグラム陽性菌に加え，SPACEを含むグラム陰性菌まで幅広く抗菌活性を持ちます。さらにAmpC型β-ラクタマーゼを過剰産生するグラム陰性菌に対しても抗菌活性があります。しかしバクテロイデスなどの嫌気性菌に対しては

国内において，セフェピムは小児適応の記載はないが，セフォゾプランは小児に適応を有する（2024年9月時点）。

抗菌活性がありません。使用される主な感染症は，緑膿菌を含む SPACE による医療関連感染症や，発熱性好中球減少症などが代表的です。髄液への移行性もあり髄膜炎に用いることもできます。幅広い抗菌スペクトラムを有するため適正使用が重要となる抗菌薬です。

新規セフェム系薬

▶ β-ラクタマーゼ阻害薬配合：タゾバクタム／セフトロザン（TAZ/CTLZ），セフタジジム／アビバクタム（CAZ/AVI）

　2019 年に国内で新たなセフェム系薬となるセフトロザンにβ-ラクタマーゼ阻害薬であるタゾバクタムを配合した薬剤タゾバクタム／セフトロザン（TAZ/CTLZ）が承認されました。大腸菌やクレブシエラ属，緑膿菌などの幅広いグラム陰性菌に対する抗菌活性を持ち，AmpC 型β-ラクタマーゼや ESBLs にも安定的に使用されます[8]。適応症は，敗血症，肺炎，尿路感染症および腹腔内感染症（腹腔内感染症の場合はメトロニダゾールを併用）です（2024 年 9 月時点）。

　そして，2024 年 6 月にも新規β-ラクタマーゼ阻害薬であるアビバクタムとセフタジジムの配合薬（CAZ/AVI）が承認されました。アビバクタムは，クラス A〔ESBL，Klebsiella pneumoniae（カルバペネマーゼ，KPC）など〕，クラス C のβ-ラクタマーゼ，一部のクラス D のβ-ラクタマーゼ（OXA-48 カルバペネマーゼ）の活性を阻害することで，β-ラクタマーゼによるセフタジジムの分解を阻害します[9]。しかしアビバクタムは，クラス B のメタロβ-ラクタマーゼに対する阻害作用は有していないことに注意が必要です。国内での適応症はタゾバクタム／セフトロザンに類似しており[9]（2024 年 9 月時点），これらの薬剤の登場により耐性グラム陰性菌に対する選択肢が増えつつあります。

タゾバクタム／セフトロザンやセフィデロコルは，それぞれ 1 瓶当たり約 6,000 円，2 万円と非常に高価な薬剤である（2024 年 9 月時点）。

表　Ambler の分類

クラス	酵素名	説明
A	ペニシリナーゼ	ペニシリンをよく分解する。ESBLsはこの分類に含まれるが，名前の通り酵素の基質となるβ-ラクタム系抗菌薬の種類が増えており，セファロスポリンやものバクタムも分解するようになっている。
B	メタロβ-ラクタマーゼ	カルバペネムを含むほとんどすべてのβ-ラクタム系薬を分解する
C	セファロスポリナーゼ	セファロスポリンをよく分解する。AmpC型β-ラクタマーゼもクラスCに分類される。
D	OXA型β-ラクタマーゼ	ペニシリナーゼの一種。オキサシリンも分解する。

▶ シデロフォアセファロスポリン系薬：セフィデロコル (CFDC)

　2023年12月には，シデロフォアセファロスポリン系と呼ばれるセフィデロコルが国内で承認されました[10]。セフィデロコルは3価鉄と結合できるシデロフォア構造を有するセファロスポリンであり，ポーリンチャネルを介する受動拡散に加えて，鉄取り込み系を介する能動輸送により細菌に取り込まれ作用を発揮します。AmblerクラスA〜Dのβ-ラクタマーゼに対する安定性を有しており，メタロβ-ラクタマーゼなどのカルバペネマーゼ産生菌にも抗菌活性があることから，カルバペネム系薬に耐性を示す多くのグラム陰性菌に有効です（表）。

補足：β-ラクタマーゼは酵素の種類からクラスA〜Dの4つに分類されます（Amblerの分類，表）。

　ただし，適正使用が重要であることは言うまでもなく，適応菌種はカルバペネム系薬に耐性を示す菌株のみになっています（2024年9月時点）。また，幅広いグラム陰性菌に対して抗菌活性を持ちますが，グラム陽性菌および嫌気性グラム陰性菌に対しては十分な抗菌活性を有しておらず，これらの菌をカバーする必

血中濃度が MIC を超えている時間を長くするためには，投与量や投与回数を増やす以外に，点滴時間の延長も有効な手段である。

要がある状況ではほかの薬剤を併用するなどの対応が必要になります。

> **MEMO**
>
> 　新しいセフェム系薬として，メチシリン耐性黄色ブドウ球菌に抗菌活性を持つCeftarolineやCeftobiproleなどが海外では承認されています。今後国内においても，これらの薬剤の開発が進むと考えられますが，適正使用をすべき薬剤であることは言うまでもないでしょう。

PK/PDパラメータ
—— 時間依存的な殺菌作用

　セフェム系薬は時間依存性に殺菌作用を示します。MICを超えている時間が，投与サイクルの中で60〜70％以上で最大殺菌作用を示します。セフトリアキソンを除くほかのセフェム系薬の大半は半減期が1〜2時間ですので，腎臓に問題がない場合は，通常1日3〜4回で使用されます。セフトリアキソンは半減期が長く1日1〜2回の投与が可能であり外来患者での使用も考慮できます。

副作用および相互作用

　セフェム系薬の代表的な副作用はほぼペニシリン系薬と同じです。ペニシリン系薬と同様に即時型アレルギーが問題となります。ペニシリン系薬にアレルギーがある場合，セフェム系薬でも5〜10％程度は交差アレルギーが認められるとされており，ペニシリンアレルギーの患者では注意が必要です。そのほか個別の特徴的な副作用として，セフメタゾール，セフォペラゾンはその構造式にメチルテトラゾールチオール基を有しており，アンタビュース様作用を認めるため，アルコール含有製剤の投与や飲酒を避ける必要があります。

　また，セフトリアキソンは胆嚢内でカルシウムと結合し，胆泥

セフトリアキソンはカルシウム含有製剤との同時投与で沈殿を生じる可能性があり，同時投与は避ける必要がある。

を形成することがあります。胆泥形成により，胆嚢炎，胆管炎などを引き起こす可能性があり，腹痛などが出た場合は，腹部超音波検査等で確認し，投与中止を含めて検討する必要があります。

引用文献

1) JAID/JSC 感染症治療ガイド・ガイドライン作成委員会　編：JAID/JSC 感染症治療ガイド2023，2023

2) McDanel JS, et al. : Comparative effectiveness of beta-lactams versus vancomycin for treatment of methicillin-susceptible Staphylococcus aureus bloodstream infections among 122 hospitals. Clin Infect Dis, 61(3) : 361-367, 2015

3) 日本化学療法学会／日本外科感染症学会術後感染症予防抗菌薬適正使用に関するガイドライン作成委員会・編：術後感染予防抗菌薬適正使用のための実践ガイドライン　追補版，日本化学療法学会・日本外科感染症学会，2021

4) Tamma PD, et al. : The Use of Noncarbapenem β-Lactams for the Treatment of Extended-Spectrum β-Lactamase Infections. Clin Infect Dis, 64(7) : 972-980, 2017

5) 日本臨床腫瘍学会・編：発熱性好中球減少症（FN）診療ガイドライン，南山堂，2012

6) Freifeld AG, et al. : Clinical practice guideline for the use of antimicrobial agents in neutropenic patients with cancer : 2010 update by the infectious diseases society of america. Clin Infect Dis, 52(4) : e56-93, 2011

7) 厚生労働省：薬剤耐性（AMR）対策アクションプラン2023-2027，2023（https://www.cas.go.jp/jp/seisaku/infection/activities/pdf/ap_honbun.pdf）

8) Cho JC, et al. : Ceftolozane/Tazobactam : A Novel Cephalosporin/β-Lactamase Inhibitor Combination. Pharmacotherapy, 35(7) : 701-715, 2015

9) ファイザー：ザビセフタ配合点滴静注用，インタビューフォーム（2024年11月改訂，第2版）

10) 塩野義製薬：フェトロージャ点滴静注用1g，添付文書（2024年5月改訂，第2版）

アルコールはエリキシル剤や一部抗がん薬（注射）などにも含まれていることがある。

問題

問1	セフェム系薬の作用機序は〔細胞壁合成阻害〕であり, そのターゲットは〔ペニシリン結合蛋白質 (PBP)〕である。
問2	一般的にセフェム系薬は世代が進むにつれて〔グラム陰性菌〕への抗菌力が強くなる。
問3	セフェム系薬は〔腸球菌〕や〔リステリア〕に対して抗菌活性を持たない
問4	第1世代セフェム系薬として, 注射薬は〔セファゾリン〕, 経口薬は〔セファレキシン〕が国内で承認されている。
問5	第1世代セフェム系薬はグラム陽性菌に対する効果が高く, 〔メチシリン感性黄色ブドウ球菌 (MSSA)〕やレンサ球菌に対する抗菌活性が高い。
問6	第1世代セフェム系薬はグラム陰性菌では, 〔大腸菌〕, 〔プロテウス菌〕, 〔肺炎桿菌〕などには抗菌活性があるが, インフルエンザ菌やモラキセラ, バクテロイデス (嫌気性菌) には通常効果がない。
問7	第1世代セフェム系薬は髄液への移行性が悪いことから, 〔髄膜炎〕に使うことができない。
問8	第2世代セフェム系薬は, 注射薬として, セフォチアム, 〔セフメタゾール〕, フロモキセフ, 経口薬として〔セファクロル〕が国内で承認されている。
問9	第2世代セフェム系薬は〔β-ラクタマーゼ〕に対して第1世代よりも安定であることからグラム陰性菌への抗菌活性が強くなっている。

解説

セフェム系薬はβ-ラクタム系薬であり，その作用機序は細胞壁合成阻害であり，PBP がターゲットとなる。

一般的にセフェム系薬は世代が進むにつれてグラム陰性菌への抗菌力が強くなるが，各世代の中でも特徴が異なることがある。

セフェム系薬は基本的に腸球菌やリステリアに対する抗菌活性を有していない。第5世代セフェム系薬である ceftaroline や ceftobiprole は一部の腸球菌に抗菌活性があるとされる（2024年9月時点で国内未承認）。

国内で承認されている代表的な第1世代セフェム系薬は注射薬のセファゾリンと経口薬のセファレキシンである。

第1世代セフェム系薬の代表的な薬剤であるセファゾリンは，MSSA やレンサ球菌感染症の良い適応となる。

第1世代セフェム系薬はグラム陰性桿菌に対する抗菌活性はほかの世代よりも乏しい。臨床では PEK に対して用いられる場合がある（Proteus mirabilis, Escherichia coli, Klebsiella pneumoniae の頭文字）。

第1世代セフェム系薬の髄液移行性は悪く，髄膜炎に用いることはできない。

国内で承認されている代表的な第2世代セフェム系薬は注射薬のセフォチアム，セフメタゾール，フロモキセフと経口薬のセファレキシンである。

β-ラクタマーゼに安定になることで，インフルエンザ菌や，モラクセラカタラーリスなどへの抗菌活性が向上した。

問題

問10	第2世代セフェム系薬であるセフォチアムは，インフルエンザ菌やモラクセラカタラーリスに対する抗菌活性があり，これらの菌による軽症の肺炎などが良い適応となるが，インフルエンザ菌の中でも〔BLNAR〕に対する抗菌活性はない。
問11	第2世代セフェム系薬であるセフメタゾールやフロモキセフはβ-ラクタマーゼを産生する〔バクテロイデス属〕などの嫌気性菌に対して抗菌活性を持っている。
問12	第2世代セフェム系薬であるセフメタゾールやフロモキセフは，〔基質拡張型β-ラクタマーゼ（ESBLs）〕を産生する大腸菌やクレブシエラに対しても効果が期待できる。
問13	第3世代セフェム系薬であるセフトリアキソンとセフォタキシムには，SPACEの中でも〔緑膿菌〕に対する抗菌活性がない。
問14	第3世代セフェム系薬であるセフトリアキソンとセフォタキシムには，髄液移行性が高く〔髄膜炎〕に用いることができる。
問15	第3世代セフェム系薬であるセフトリアキソンは性感染症で問題となる〔淋菌〕に対する抗菌活性を有する
問16	第3世代セフェム系薬のうち，〔セフタジジム〕は，緑膿菌に対する抗菌活性があり，緑膿菌をターゲットとする場合に用いることができる。
問17	第4世代セフェム系薬は，注射薬として，〔セフェピム〕，〔セフォゾプラン〕が国内で承認されている。

解説

第2世代セフェム系薬はBLNARに対しては使用できないため，肺炎に対して使用される場面は限定的である。

セフメタゾールやフロモキセフは，バクテロイデス属などの嫌気性菌の治療に用いることができる。

ESBLs産生の大腸菌やクレブシエラに対する治療選択肢となり得る。

セフトリアキソンおよびセフォタキシムは緑膿菌に対する抗菌活性は有さない。

第3世代セフェム系薬であるセフトリアキソンとセフォタキシムは，第1，第2世代セフェム系薬に比べて髄液移行性が高く，髄膜炎の第1選択薬として用いられる。

セフトリアキソンは淋菌に対する第1選択薬である。

セフタジジムは緑膿菌に抗菌活性を有する。スルバクタム/セフォペラゾンも緑膿菌に対する抗菌活性を有するが，セフタジジムより低いとされる。

国内で承認されている代表的な第4世代セフェム系薬は注射薬のセフェピムとセフォゾプランであり，経口薬はない。

問題

問18	第4世代セフェム系薬はグラム陽性菌から SPACE を含むグラム陰性菌に加え，〔AmpC型〕β-ラクタマーゼを産生する菌に対しても抗菌活性を有する。
問19	第4世代セフェム系薬の良い適応として，SPACE が問題となる〔医療関連〕感染症や抗がん化学療法施行時に問題となる〔発熱性好中球減少症〕などに用いられる。
問20	タゾバクタム/セフトロザンは大腸菌やクレブシエラ属，緑膿菌などのグラム陰性菌に対する抗菌活性を持つほか，グラム陰性桿菌で問題となる，〔AmpC型β-ラクタマーゼ〕や〔基質拡張型β-ラクタマーゼ（ESBLs）〕を産生する菌に対しても抗菌活性がある。
問21	セフィデロコルは Ambler クラス A ～ D のβ-ラクタマーゼに対する安定性を有し，メタロβ-ラクタマーゼなどのカルバペネマーゼ産生菌にも抗菌活性があることから，〔カルバペネム〕系薬に耐性を示す多くのグラム陰性菌に有効である。
問22	セフェム系薬は〔時間〕依存性に殺菌作用を示すため，MIC を超えている時間を長くすることが重要である。
問23	セフェム系薬の代表的な副作用は，ペニシリン系薬と同様に即時型アレルギーが問題となる。ペニシリン系薬にアレルギーがある場合，セフェム系薬でも〔交差アレルギー〕があるとされる。
問24	セフメタゾール，セフォペラゾンには〔アンタビュース様作用〕があることから，投与中および投与後1週間は飲酒を避ける必要がある。
問25	セフトリアキソンは約50%が胆汁排泄であり，胆嚢内でカルシウムと結合し，〔胆泥〕を形成することがある。

解説

第4世代セフェム系薬はグラム陽性菌からSPACEを含むグラム陰性菌や
AmpC型β-ラクタマーゼ産生菌に対する抗菌活性を有し、幅広い抗菌活性
を有する。

第4世代セフェム系薬はスペクトラムが広く、主に医療関連感染症や発熱
性好中球減少症に用いられる。

タゾバクタム/セフトロザンはβラクタマーゼ阻害薬であるタゾバクタム
を配合しており、緑膿菌を含むグラム陰性桿菌やAmpC型βラクタマーゼ
のみならず、ESBLs産生菌に対しても用いることができる。

セフィデロコルはカルバペネム系薬に耐性を示す菌株のみに適応が認めら
れている（2024年9月時点）。

セフェム系薬はβラクタム系の薬剤であり、時間依存的に殺菌作用を示す。

セフェム系薬はペニシリンアレルギーがある場合に、5〜10％程度交差ア
レルギーが認められるため注意が必要である。

メチルテトラゾールチオール基を有するセフメタゾールやセフォペラゾン
にはアンタビュース様作用がある。

胆泥形成により、胆嚢炎、胆管炎などを引き起こす可能性があり、腹痛な
どの症状が現れた場合は投与を中止し、腹部超音波検査等で確認する必要
がある。

セフェム系薬

セフェム系薬のまとめ

　次はセフェム系薬です。最も幅広いスペクトラム，最も幅広く使われている系統といっても過言ではないでしょう。第1〜第4世代，最近ではセフタロリンなど第5世代と呼ばれるセフェム系薬，そしてさらにセフィデロニル（商品名フェトロージャ）なども出現し，まだまだその幅は広がりそうです。さらにタゾバクタム/セフトロザン（商品名ザバクサ）やセフタジジム/アビバクタム（商品名ザビセフタ）など，新規薬や新規 β-ラクタマーゼ阻害剤の組み合わせによる合剤も使用可能となってきましたので楽しみですね。

　ポイントは世代別による分類とその特徴をつかむことになりますが，この分類で少々頭を悩ませるのが，次のような点ではないでしょうか。

・第2世代：セフォチアム（CTX）やセファクロル（CCL）と，ESBL産生腸内細菌用に頻用されるセフメタゾール（CMZ），さらにオキサセフェム系薬ともされるフロモキセフ（FMOX）を同じ第2世代にしていいの？

・第3世代：セフトリアキソン（CTRX）やセフォタキシム（CTX）と，緑膿菌用といっても過言ではないセフタジジム（CAZ）を同じ第3世代にしていいの？

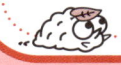

CTX や CCL，CTRX や CTX を通常の第 2 世代，第 3 世代セフェム系薬の代表としてしまうと CMZ や FMOX，CAZ などがどうしてもはまらないことになります。したがって，それぞれを"2.5 世代"，"3.5 世代セフェム系薬"といった苦し紛れの分類が生まれてきているのはご存じの通りです。ただし，要はそれぞれのセフェム系薬の特徴をつかんでおくこと。腸球菌や嫌気性菌に対する抗菌活性の違いから分類しても同様に特徴の差がはっきり見えてきます。

　なお，第 3 世代セフェム系薬（特に内服薬）は，「バイオアベイラビリティが低い」，「ほかの特徴的な抗菌薬の出現で臨床的に使用される場面が少ないのでは？」，「そもそも以前が使い過ぎ！」という声があったのは周知の通りです。ただし，セフジトレンピボキシル（商品名メイアクト）などは比較的インフルエンザ菌への抗菌活性を維持しており，耳鼻科領域で小児の中耳炎，呼吸器内科領域でも軽症肺炎への選択薬として頻用あるいはガイドラインで推奨されています。極端に 1 つの薬をひいきしたり，あるいは忌み嫌うのは良くないかもしれませんね。

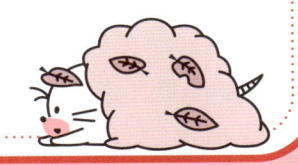

MEMO

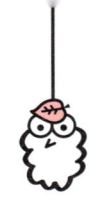

3

カルバペネム系薬

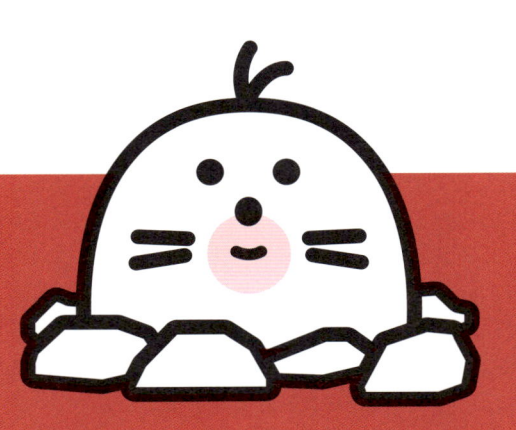

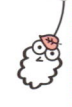

3 カルバペネム系薬

POINT

- グラム陽性菌，グラム陰性菌，嫌気性菌に加え基質拡張型β-ラクタマーゼ（ESBLs）やAmpC型β-ラクタマーゼ産生菌に対する抗菌活性など，幅広い抗菌スペクトラムを有しており，適正使用が最も望まれる代表的な抗菌薬である。

- 緑膿菌などによる医療関連感染症やESBLs産生菌を疑う状況において，原因微生物が特定できない重症感染症の初期治療が良い適応となる。

- カルバペネム系薬が効かない微生物を理解することが重要である。

- 時間依存的な殺菌作用を示し，適切な投与サイクルが重要である。

- バルプロ酸の血中濃度を著明に減少させるため併用は禁忌である。

適正使用が最も求められる抗菌薬

▶ イミペネム／シラスタチン（IPM/CS），レレバクタム／イミペネム／シラスタチン（REL/IPM/CS），パニペネム／ベタミプロン（PAPM/BP），メロペネム（MEPM），ビアペネム（BIPM），ドリペネム（DRPM）

カルバペネム系薬はグラム陽性菌からグラム陰性菌，そして嫌気性菌まで幅広いスペクトルを有しています（図）。さらに基質拡張型β-ラクタマーゼ（ESBLs）産生菌やAmpC型β-ラクタマーゼ産生菌に対しても抗菌活性があります。近年のESBLs産生菌増加という背景もあり，同菌に対する第1選択薬であるカルバペネム系薬は，その重要性がさらに増しています。一方，カルバペネム系薬は，耐性緑膿菌の発生リスクがほかの抗菌薬に比べて高いとの報告もあります[1]。将来使える抗菌薬を残しておくためにも，大切に使用していかなければなりません。

2023年4月に発表された「薬剤耐性（AMR）対策アクション

 カルバペネム系薬の開発は，1976年に放線菌が産生するチエナマイシンが発見されたことに遡る。

	グラム陽性菌		グラム陰性菌				嫌気性菌	
	黄色ブドウ球菌（MRSA除く）	レンサ球菌（肺炎球菌）など	大腸菌肺炎桿菌インフルエンザ菌	エンテロバクターセラチア	緑膿菌*アシネトバクター		嫌気性レンサ球菌	バクテロイデス
メロペネム，イミペネムなど	←――――――――――――――――――――――――→							

＊：パニペネム / ベタミプロンは緑膿菌に対する抗菌活性が低いとされる

図 カルバペネム系抗菌薬のスペクトル

表1 現在国内で承認されている注射用カルバペネム系薬（2024年9月時点）

- イミペネム / シラスタチン（IPM/CS）
- レレバクタム / イミペネム / シラスタチン（REL/IPM/CS）
- パニペネム / ベタミプロン（PAPM/BP）←原薬の製造中止により2024年9月時点で供給が再開されていない
- メロペネム（MEPM）
- ビアペネム（BIPM）
- ドリペネム（DRPM）

プラン2023-2027」では，カルバペネム系薬の使用量を2020年に比べて2027年には20％削減するという目標が策定されるなど，適正使用が最も望まれる代表的な抗菌薬の1つとなっています[2]。国内で使用できる注射用カルバペネム系薬を**表1**に示します。

　一般的にイミペネム / シラスタチンやパニペネム / ベタミプロンは主にグラム陽性菌に対して強い抗菌作用を持ち，メロペネムやドリペネムはグラム陰性菌に対して強い傾向があります。ビアペネムはこれらの特性の中間に位置するとされます。ただし，緑膿菌感染症に対してはパニペネム / ベタミプロンの抗菌活性は弱く，通常は使用されません。レレバクタム / イミペネム / シラスタチンは，カルバペネム系薬に耐性を示す菌に対してのみ効能・効果を有しています（2024年9月時点）。

IPMは腎臓や肺に多いDHP-1により加水分解され，分解物の腎毒性も高いことから，DHP-1阻害薬であるシラスタチンが配合されている。

新規β-ラクタマーゼ阻害薬であるレレバクタムは，KPC型カルバペネマーゼを含む多くのAmbler分類クラスAおよびクラスCのβ-ラクタマーゼを阻害するため，これらのカルバペネマーゼを産生する菌に対する有効性が期待されます。一方，Ambler分類クラスBであるメタロβ-ラクタマーゼに対する阻害活性がないことに注意が必要です（Ambler分類のクラスについては「セフェム系薬」を参照してください）。

カルバペネム系薬を使うべき感染症

カルバペネム系薬しか効かない菌というのは実はあまりありません。メチシリン感性黄色ブドウ球菌（Methicillin susceptible *Staphylococcus aureus*；MSSA）による感染症（髄膜炎を除く）であればセファゾリン（CEZ）が最適治療の薬剤になり，緑膿菌であればピペラシリン（PIPC）やセフタジジム（CAZ），セフェピム（CFPM）などが使用できます。ESBLs産生菌であってもセフメタゾール（CMZ）やフロモキセフ（FMOX）が使える場合もあります。ではどのような時にカルバペネムを使うべきでしょうか？　そのキーワードはやはり"重症"かつ"原因微生物が絞り切れない"時です。初期治療として，敗血症や敗血症ショックで速やかに適切な抗菌薬を投与しなければ致死的になる状況かつ，原因微生物が絞り切れない時，特に緑膿菌などの医療関連感染症やESBLs産生菌を疑うような状況が良い適応になると考えられます。壊死性筋膜炎や発熱性好中球減少症などの緊急疾患でも用いられます。そして，カルバペネム系薬で初期治療を開始した後は，感染臓器および原因微生物，患者の状態を確認したうえで，最適治療，de-escalationを考える姿勢が必要です。くれぐれも「とりあえずカルバペネム！」は避けましょう。

PAPMはIPMに比べてDHP-1に対する安定性は改善されたが，分解物の腎毒性があり，腎毒性軽減のためベタミプロンが配合されている。

カルバペネム系薬が効かない微生物

カルバペネム系薬はすべての微生物に効くわけではありません。抗菌薬適正使用のためには，カルバペネム系薬が効かない微生物を把握しておくことも非常に重要です（表2）。カルバペネムの作用機序は細胞壁合成阻害であり，そのターゲットはペニシリン結合蛋白質（PBP）です。したがって，細胞壁を持たないマイコプラズマには効果がなく，PBPが変異しているメチシリン耐性黄色ブドウ球菌（Methicillin-Resistant *Staphylococcus aureus*；MRSA）にも効果がありません。また，細胞内への移行性が乏しいため，レジオネラ，クラミドフィラ，リケッチアなどの細胞内寄生菌にも効果がありません。近年では，カルバペネム耐性腸内細菌科細菌（Carbapenem-Resistant Enterobacteriaceae；CRE）やカルバペネマーゼ産生腸内

表2　カルバペネム系薬に抗菌活性がない，あるいは乏しい主な原因微生物

- MRSA
- 腸球菌
- クロストリディオイデス・ディフィシル
- マイコプラズマ，レジオネラ，クラミドフィラ，リケッチア
- ステノトロフォモナス・マルトフィリア
- セパシア
- カルバペネム耐性腸内細菌科細菌，カルバペネマーゼ産生腸内細菌科細菌
- 真菌
- ウイルス

MEPMはDHP-1に対して安定であり，腎毒性軽減剤を必要としない世界初のカルバペネム系薬として開発された。

細菌科細菌（Carbapenemase-Producing Enterobacteriaceae；CPE）も問題となっています。ほかにもいくつかの微生物がありますが，カルバペネム系薬に対して抗菌活性がないあるいは乏しい微生物について，カルバペネム系薬が効かない状況を理解するためにも覚えておきましょう。

> **MEMO**
>
> ● カルバペネム耐性腸内細菌科細菌（CRE）
>
> 　CREはイミペネムの最小発育阻止濃度（MIC）$\geqq 2\mu g/mL$かつセフメタゾールのMIC $\geqq 64\mu g/mL$，またはメロペネムのMIC $\geqq 2\mu g/mL$を示す腸内細菌科細菌とされています[3]。カルバペネムの主な耐性機序は，①カルバペネマーゼ産生，②ポーリン（外膜蛋白）の変異，③排出ポンプの過剰発現，④β-ラクタマーゼの過剰産生（AmpC型β-ラクタマーゼなど）があり，CREはこれらの耐性機序が単独または複合的に重なり，カルバペネムの耐性を獲得した菌です。
>
> ● カルバペネマーゼ産生腸内細菌科細菌（CPE）
>
> 　CPEは上記の①に該当するものを言います。CPEはβ-ラクタム系抗菌薬やほかの抗菌薬にも耐性を示す場合が多く，治療および感染制御活動を行ううえで特に問題となります。

PK/PDパラメータ—時間依存的な殺菌作用

　カルバペネムはβ-ラクタム系薬で時間依存性に殺菌作用を示します。特にMICを超えている時間が，投与サイクルの中で40～50%以上で最大殺菌作用を示すといわれています。また重症例ではMICを超えている時間が100%またはMICの4倍の濃度に対して100%を達成することで，有効性が高まることも報告されています[4]。現在国内の市場に出ているすべてのカルバペネム系薬は腎排泄型の薬剤であるため（2024年9月現在），腎機能に合わせた投与設計が必要になります。腎機能に問題がない患者には通常1日3～4回に分けて投与します。

海外ではAmbler分類クラスAとCのβ-ラクタマーゼを阻害するVaborbactamとMEPMの合剤が承認されている。

副作用および相互作用

　カルバペネム系薬の代表的な副作用は，ほぼペニシリン系薬と同じです。特に即時型アレルギーが問題となりますが，ペニシリン系薬にアレルギーがある場合，カルバペネム系薬でも交差アレルギーが認められるとされており（セフェム系薬と同等かそれ以下），ペニシリンアレルギーの患者では注意が必要です。また，カルバペネム系薬の重要な相互作用として，バルプロ酸の血中濃度を著明に低下させるため[5]，てんかんでバルプロ酸を服用されている場合には痙攣発作を誘発してしまうことがあります。

引用文献

1) Carmeli Y, et al.：Emergence of antibiotic-resistant Pseudomonas aeruginosa：comparison of risks associated with different antipseudomonal agents. Antimicrob Agents Chemother, 43(6)：1379-1382, 1999
2) 厚生労働省：薬剤耐性（AMR）対策アクションプラン2023-2027，2023（https://www.cas.go.jp/jp/seisaku/infection/activities/pdf/ap_honbun.pdf）
3) 厚生労働省：カルバペネム耐性腸内細菌科細菌感染症（https://www.mhlw.go.jp/bunya/kenkou/kekkaku-kansenshou11/01-05-140912-1.html）
4) Tam VH, et al.：Determining beta-lactam exposure threshold to suppress resistance development in Gram-negative bacteria. J Antimicrob Chemother, 72(5)：1421-1428, 2017
5) Park MK, et al.：Reduced valproic acid serum concentrations due to drug interactions with carbapenem antibiotics：overview of 6 cases. Ther Drug Monit, 34(3)：599-603, 2012

DRPM の商品名「フィニバックス」は "Finish" と "Bacteria" に由来する（フィニッシュバクテリア→フィニバックス）。

問題

問 1	カルバペネム系抗菌薬は〔**グラム陽性菌**〕，〔**グラム陰性菌**〕，バクテロイデスなどの〔**嫌気性菌**〕まで幅広いスペクトラムを有している。
問 2	カルバペネム系薬は〔**基質拡張型β-ラクタマーゼ（ESBLs）**〕産生菌や〔**AmpC型β-ラクタマーゼ**〕産生菌に対する抗菌活性を有している。
問 3	国内で承認されている注射用カルバペネム系薬は〔**イミペネム/シラスタチン**〕，〔**パニペネム/ベタミプロン**〕，〔**ビアペネム**〕，〔**メロペネム**〕，〔**ドリペネム**〕，レレバクタム/イミペネム/シラスタチンである。
問 4	カルバペネム系薬の中でも〔**パニペネム/ベタミプロン**〕は緑膿菌活性が弱く，通常は緑膿菌感染症には用いられない。
問 5	2023年4月に発表された「薬剤耐性（AMR）対策アクションプラン2023-2027」では，カルバペネム系薬の使用量を2020年に比べて2027年には〔**20**〕％削減するという目標が策定された。
問 6	新規β-ラクタマーゼ阻害薬であるレレバクタムを配合したレレバクタム/イミペネム/シラスタチン製剤は，Ambler分類〔**クラスA**〕および〔**クラスC**〕のβ-ラクタマーゼを阻害するため，これらのカルバペネマーゼを産生する菌に対する有効性が期待される。一方，Ambler分類〔**クラスB**〕であるメタロβ-ラクタマーゼに対する阻害活性はない。
問 7	カルバペネムを使うべき感染症は，敗血症や敗血症ショックのように重症度が〔**高い**〕場合，かつ〔**原因菌が絞り切れない**〕場合である。特に緑膿菌などの医療関連感染症やESBLs産生菌を疑うような状況が良い適応になると考えられる。
問 8	カルバペネムの作用機序は〔**細胞壁合成阻害**〕であり，そのターゲットは〔**ペニシリン結合蛋白質（PBP）**〕である。

解説

図に示したように，カルバペネム系薬は幅広い抗菌スペクトルを有している。

カルバペネム系薬は基質拡張型β-ラクタマーゼ（ESBLs）やAmpC型β-ラクタマーゼ産生菌に対する治療選択肢となる。

国内で承認されている注射用カルバペネム系薬は6種類である（2024年9月時点）。

パニペネム/ベタミプロンは緑膿菌に対する活性が乏しく，通常は用いられない（パニペネム/ベタミプロンは原薬の製造中止により2024年9月時点で供給が再開されていない）。

カルバペネム系薬はAMR対策の観点から，適正使用すべき最も重要な抗菌薬の1つであり，将来使える抗菌薬を残しておくためにも，大切に使用しなければならない。

レレバクタムはAmbler分類のクラスAおよびCに分類されるβ-ラクタマーゼを阻害するため，これらの関与が考えられる原因菌の感染症に対して効能を取得している。

カルバペネム系薬の適正使用のために，カルバペネムを使用すべき状況を理解することが重要である。

カルバペネム系薬はβ-ラクタム系薬であり，その作用機序はペニシリンやセフェム系薬と同様に細胞壁合成阻害であり，ペニシリン結合蛋白質（PBP）がターゲットとなる。

問題

問9	カルバペネム系薬は，非定型肺炎の代表例である〔**マイコプラズマ**〕や，作用機序のターゲット部位が変異している〔**メチシリン耐性黄色ブドウ球菌（MRSA)**〕には抗菌活性を持たない。また，〔**レジオネラ**〕，〔**クラミドフィラ**〕，〔**リケッチア**〕などの細胞内寄生菌にも抗菌活性を持たない。
問10	近年では腸内細菌科細菌の中で，カルバペネムに耐性を示す〔**カルバペネム耐性腸内細菌科細菌（CRE)**〕が問題となっている。
問11	カルバペネマーゼを産生する腸内細菌科細菌である〔**カルバペネマーゼ産生腸内細菌科細菌（CPE)**〕は，β-ラクタム系抗菌薬やほかの抗菌薬にも耐性を示す場合が多く，治療および感染制御で特に問題となる。
問12	カルバペネムの主な耐性機序はカルバペネマーゼ産生，〔**ポーリン（外膜蛋白）**〕の変異，〔**排出ポンプ**〕の過剰発現，β-ラクタマーゼの過剰産生（AmpC型βラクタマーゼなど）がある。
問13	カルバペネム系薬は〔**時間**〕依存性に殺菌作用を示すため，MICを超えている時間を長くすることが重要である。
問14	カルバペネム系薬は〔**腎**〕排泄型の薬剤であるため，〔**腎**〕機能に合わせた投与設計が必要である。
問15	カルバペネム系薬はペニシリンアレルギーを持つ場合，〔**交差**〕アレルギーを起こす可能性がある。
問16	カルバペネム系薬と抗てんかん薬である〔**バルプロ酸**〕は，その血中濃度が著しく低下するため，禁忌となっている。

解説

カルバペネム系薬はその作用機序から，細胞壁を持たないマイコプラズマやPBPが変異しているMRSAに抗菌活性を持たない。また，細胞内への移行性が乏しく，細胞内寄生菌に対する抗菌活性を有さない。そのほかカルバペネム系薬が効かない微生物を把握することが抗菌薬適正使用には重要である。

カルバペネム耐性腸内細菌科細菌（CRE）はイミペネムの最小発育阻止濃度（MIC）$\geqq 2\mu g/mL$ かつセフメタゾールのMIC $\geqq 64\mu g/mL$，またはメロペネムのMIC $\geqq 2\mu g/mL$ を示す腸内細菌科細菌とされている。

カルバペネマーゼ産生腸内細菌科細菌（CPE）やカルバペネム耐性腸内細菌科細菌（CRE）はここ数年で大きな問題となっており，特にCPEは治療および感染制御で問題となる。海外に比べると国内での検出は少ないと言われているが，今後もその動向が注視される耐性菌である。

これらの耐性機序が単独または複合的に重なり，カルバペネムの耐性を獲得する。

カルバペネム系薬はβ-ラクタム系の薬剤であり，ペニシリンやセフェム系薬と同様に時間依存的に殺菌作用を示す。

国内で使用できるカルバペネム系薬は，腎排泄型である（2024年9月現在）。

カルバペネム系薬はβ-ラクタム系薬であるため，ペニシリンアレルギーがある場合に交差アレルギーを起こす可能性があり注意が必要である。

カルバペネム系薬とバルプロ酸の併用は，バルプロ酸の血中濃度が低下し，てんかんの再発作を引き起こすことがあるため禁忌となっている。

カルバペネム系薬

カルバペネム系薬のまとめ

いよいよ抗菌薬の横綱であるカルバペネム系薬の登場です。言うまでもなく最も広域の抗菌薬で、現場の医師たちが最も使いたがる抗菌薬かもしれません。グラム陽性菌から陰性菌、しかも緑膿菌やESBL産生菌までカバーするそのスペクトラムの広さは、相撲で言うとあらゆる型に対応する（組んでよし、突き押しも得意な）どこかの大横綱を彷彿とさせます。取りこぼしが少ないので、救急での敗血症、血液内科領域での発熱性好中球減少症などいわゆる重症、急性期の患者に多く使われるのは納得です。

ただし、100点満点の抗菌薬は存在しません。カルバペネム系薬もMRSAや真菌をカバーできないのは当然のことながら、肝胆膵系の意向はタゾバクタム/ピペラシリンほどでなく、腸球菌はもちろんインフルエンザ菌のカバーはそれほど強力とは言い難いかもしれないですよね。

「強い抗菌薬」と言われるメロペネムなどを代表とするカルバペネム系薬ではありますが、正確には「広い抗菌薬」ではないでしょうか。個人的には、「強い抗菌薬」と言えば殺菌作用の強いペニシリン系薬を連想します。「強い」と「広い」を区別して上手に抗菌薬を使用、もしくは現場の医師に勧めていくのは抗菌

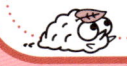

薬使用，AST活動の大きなポイントと考えられます。

　また，カルバペネム系薬も当然のことながら，不適切な使用，すなわち標的臓器や原因菌がはっきり診断のつかないまま，やみくもにダラダラと使用されると耐性化してきます。CREと呼ばれるカルバペネム耐性腸内細菌科細菌や多剤耐性緑膿菌が有名ですね。「carbapenem sparing drugs」と呼ばれるカルバペネム系薬に勝るとも劣らない抗菌薬が次々と登場してきましたので，それらを代替薬として使用するのも一考ですが，そもそも抗菌薬「使わない」のに越したことはありません。本当にカルバペネム系薬の投与が必要なのか，しっかり考えて抗菌薬はオフもしくは「de-escalation」するのがいいですね。抗菌薬使用のコツはメリハリ。特にカルバペネム系薬使用の際はぜひメリハリを持った抗菌薬使用を心がけるようにお願いしたいと考えています。

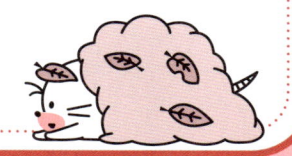

MEMO

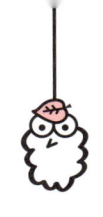

4

キノロン系薬

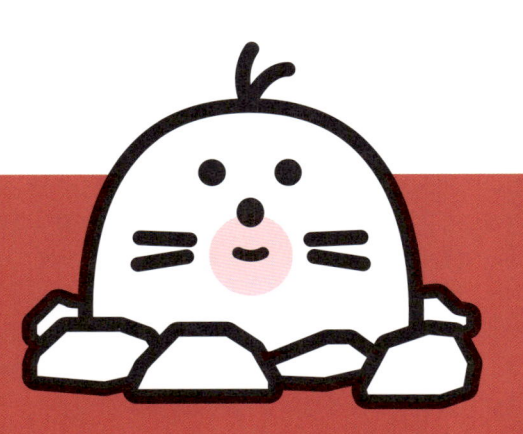

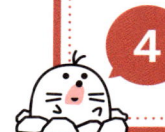

4 キノロン系薬

世代が新しくなるにつれ広域にカバーするキノロン系薬

　キノロン系薬の歴史といえば，1962年に登場したナリジクス酸が始まりですが，これは尿路感染症のグラム陰性菌のみをカバーする第1世代のキノロン系薬です。その後，ノルフロキサシンという第2世代のキノロン系薬が開発されました。ノルフロキサシンは，キノロン骨格にフッ素基を導入したキノロン系薬で，これにより抗菌スペクトルがグラム陰性菌だけでなく，グラム陽性菌にまで拡大されました。第2世代以降，このフッ素基を導入し，抗菌スペクトルが一気に拡大されたキノロン系薬の開発が進んだわけです。

　普段何気なくキノロン系薬のことをニューキノロンと呼んでいますが，厳密には，この第2世代以降のキノロン系薬のことをニューキノロン系（フルオロキノロン）と言います。そこからさらに開発が進み，レスピラトリーキノロンと呼ばれる呼吸器感染症，つまり肺炎球菌もカバーするキノロンや嫌気性菌をカバーするキノロン系薬などが登場したわけです。

　キノロン系薬はスペクトルが非常に広く，尿路感染症，腸管感

 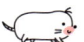 大腸菌のキノロン耐性率は 35% にも上っている（AMRアクションプラン報告，2020年）。便利な薬だけに安易な使用は避けよう。

染症，呼吸器感染症，皮膚感染症など幅広い感染症に対して使用しやすいことから乱用が危惧されている薬剤でもあります。例えば尿路感染症ではキノロン系薬が使いやすく，過剰に使われたために，現在では尿路感染症を引き起こす病原微生物の1つである大腸菌のキノロン耐性が進み，もはや第1選択薬にはなり得ないこともあります。スペクトルが広いから何にでも使えるということと，第1選択薬になり得るということは異なるということを理解しておきましょう。

❶ セールスポイントは移行性の良さ

- 経口薬でもバイオアベイラビリティは優秀。静注薬とほぼ同じ効果があることから，注射薬から経口薬へのスイッチ療法も可能
- 組織移行性が良好であるため，前立腺炎の治療に使える
- 人体の細胞内へ十分な量が移行する
- 細胞内寄生菌や非定型病原体（マイコプラズマ，レジオネラ，クラミジアなど）までカバーできる

❷ 率先して使用するシチュエーション

- キノロン系薬の注射が使用困難，コンプライアンスの問題
- 状態が安定して外来での治療が可能，あるいは経口へスイッチ
- レジオネラ症など非定型肺炎カバーが外せない状況
- 緑膿菌の関与がどうしても否定できない感染症
- 旅行者下痢症

第1世代キノロン系薬

▶ 主な第1世代キノロン系薬：ナリジクス酸（NA），ピロミド酸（PA），ピペミド酸（PPA）

- 主として腸内細菌科のグラム陰性桿菌（大腸菌，クレブシエラ菌属など）
- 緑膿菌への抗菌活性はないので注意
- 臓器移行性は悪い

 ノルフロキサシン以降のキノロンをニューキノロン。それ以前の NA や PA，PPA はオールドキノロンと呼ばれる。

第2世代キノロン系薬

▶ **主な第2世代キノロン系薬：ノルフロキサシン（NFLX），シプロフロキサシン（CPFX），パズフロキサシン（PZFX），オフロキサシン（OFLX）**

● 第1世代のスペクトル+緑膿菌活性を合わせる（ノルフロキサシン）

● 第2世代キノロン系薬でも初期に開発されたノルフロキサシン，エノキサシンは尿中排泄型であり，あまり血中濃度の上昇は見られないので，尿路感染症くらいにしか使えない

● ノルフロキサシン，エノキサシンなどの初期型に比べ，シプロフロキサシン，パズフロキサシン，オフロキサシンは臓器移行性，血中濃度が十分に高くなり，尿路感染症以外の全身の臓器感染症にも使用可能となった

● シプロフロキサシン，パズフロキサシン，オフロキサシンは，「医療関連感染，免疫不全患者における感染症の起炎菌である『SPACE（セラチア，緑膿菌，アシネトバクター，シトロバクター，エンテロバクター）』」をカバーすることを覚えておく

● 抗緑膿菌活性はシプロフロキサシンが一番強いため，グラム陰性桿菌（GNR）をカバーするためだけなら，この世代のキノロンで十分かもしれない

第3世代キノロン系薬

▶ **主な第3世代キノロン系薬：レボフロキサシン（LVFX），トスフロキサシン（TFLX），ガレノキサシン（GRNX），モキシフロキサシン（MFLX），シタフロキサシン（STFX）**

● レボフロキサシン，トスフロキサシンは第2世代に比べてグラム陽性球菌（特に肺炎球菌，メチシリン感受性黄色ブドウ球菌）への抗菌活性が上がっている。

● レボフロキサシンの抗菌スペクトル＝シプロフロキサシンのスペクトル+肺炎球菌をカバーと覚えておく。ただし抗緑膿菌活性はシプロフロキサシンより劣る。

● 嫌気性菌カバー（LVFXはなし），抗結核作用（TFLXはなし）（表1）

 DNA ジャイレースやトポイソメラーゼⅣを阻害することで，DNA の複製を止める。結果的に殺菌的に働く。

表1 キノロン系薬（内服）の適応の違い

適応症	LVFX	TFLX	STFX	MFLX	GRNX	LSFX
急性気管支炎，肺炎，慢性呼吸器病変の2次感染	○	○	○	○	○	○
咽頭・喉頭炎，扁桃炎（扁桃周囲炎，扁桃周囲膿瘍を含む）	○	○	○	○	○	○
副鼻腔炎	○	○	○	○	○	○
中耳炎	○	○	○	—	○	○
外耳炎	○	○	○	—	—	—
表在性皮膚感染症	○	○	○	—	—	—
深在性皮膚感染症	○	○	○	—	—	—
リンパ管・リンパ節炎	○	○	—	—	—	—
慢性膿皮症，ざ瘡（化膿性炎症を伴うもの）	○	○	—	—	—	—
外傷・熱傷及び手術創等の二次感染	○	○	—	○	—	—
膀胱炎，腎盂腎炎，尿道炎	○	○	○	—	—	—
前立腺炎（急性症，慢性症）	○	○	○	—	—	—
精巣上体炎（副睾丸炎）	○	○	—	—	—	—
胆嚢炎，胆管炎，感染性腸炎，腸チフス，パラチフス，コレラ	○	○	—	—	—	—
乳腺炎	○	○	—	—	—	—
肛門周囲膿瘍	○	○	—	—	—	—
バルトリン腺炎，子宮内感染，子宮付属器炎	○	○	—	—	—	—
子宮頸管炎	○	—	○	—	—	—
涙嚢炎，麦粒腫，瞼板腺炎	○	○	—	—	—	—
化膿性唾液腺炎	○	○	—	—	—	—
歯周組織炎，歯冠周囲炎，顎炎	○	○	○	—	—	—
炭疽	○	○	—	—	—	—
ブルセラ症，ペスト，野兎病	○	—	—	—	—	—
肺結核およびその他の結核症	○	—	—	—	—	—
Q熱	○	—	—	—	—	—
骨髄炎，関節炎	—	○	—	—	—	—
注意点	嫌気性菌をカバーしない	結核菌をカバーしない	—	尿路感染に適応なし	尿路感染に適応なし	尿路感染に適応なし

細菌の耐性機序として，DNA ジャイレース，トポイソメラーゼIVの変異，薬物排出ポンプの亢進，外膜の D2 ポーリンの欠損が考えられる。

- ガレノキサシン，モキシフロキサシン，シタフロキサシンは2005年以降に登場してきた第3世代のニューニューキノロン系薬である。第2世代に比べて，緑膿菌への活性は下がっているが，グラム陽性菌への活性はさらに上がり，嫌気性菌への活性もあるため，呼吸器感染症への適応が広がった。レスピラトリーキノロンと呼ばれることも多い
- ガレノキサシン，モキシフロキサシン，シタフロキサシンは軽症〜中等度の腹腔内感染症にも使える

最も新しいキノロン系薬「ラスクフロキサシン」

▶ ラスクフロキサシン (LSFX)

- ラスクフロキサシンは国内で開発されたキノロン系薬であり，2021年3月に発売された
- DNAジャイレースおよびトポイソメラーゼⅣの両方とも同程度の力で阻害する。このことから既存のキノロン系薬に比べて耐性菌を作りにくいと期待されているが，何にでも使ってよいわけではない（適応は呼吸器感染症および耳鼻咽喉科領域の感染症のみ）
- 嫌気性菌への抗菌活性も優れており，点滴薬は初期ローディングを行って，膿胸や肺膿瘍への適応を有している

キノロン系薬は結核の診断を遅らせる!?

実はキノロン系抗菌薬は結核菌に抗菌活性を持ちます（トスフロキサシン以外）。キノロン系薬の開発が進み，呼吸器感染症を引き起こす細菌に対してキノロンが抗菌活性を持つようになったがゆえに，臨床現場では肺炎症状があるとキノロン系薬を使ってしまいがちです。そして（残念なことに）一時的に臨床症状を良くしてしまいます。その際，鑑別診断の中にきちんと結核を入れていないと結核の診断が遅れるどころか結核菌の薬剤耐性の誘導を起こしかねません。結核診断前のキノロン系薬使用が実は死亡

ガチフロキサシンは経口投与で重篤な低血糖・高血糖の副作用が報告され，緊急安全性情報が出された。現在は点眼薬のみ発売されている。

リスクを1.8倍ほど上昇させるとの報告もあるくらいです。日本ではキノロン系薬の使用が多く，その削減はAMR対策アクションプランの目標でもあります。スペクトルが広いから何にでも使えると考えるのではなく，やはり病原微生物・感染臓器を意識した抗菌薬の選択を心がけましょう。

使用時は十分な量を投与する

　近年，抗菌薬の有効性と耐性菌出現を抑制するという観点で，MICのほかにMutant Prevention Concentration（MPC，耐性菌出現も阻止できる濃度）や，Mutant Selection Window（MSW，耐性菌のみが選択されてしまう濃度域）という概念があります。これはMPCを超える濃度で投与することができれば耐性菌の出現も抑えることができるとされていますが，MICとMPCの狭間であるMSWの濃度域では，通常の菌は殺菌されるが耐性菌は生き残り，結果耐性菌のみが選択されてしまうという概念です（図）。

　したがって有効性と耐性菌出現を抑制する観点で，MPCやMSWの概念も考慮した投与設計を行うとすると短時間でMSWの濃度域を通過してMPCの濃度域を超えるような設計が必要になります。レボフロキサシンは現在，500 mg錠が1日1回投与というのが当たり前ですが，実は以前までは100 mg製剤で1日3回投与でした。これが500 mgの1日1回投与へ変更されたのも，PK/PD理論の導入はもちろんのことMPCやMSWといった耐性菌

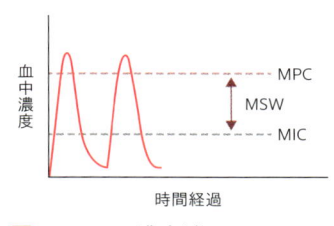
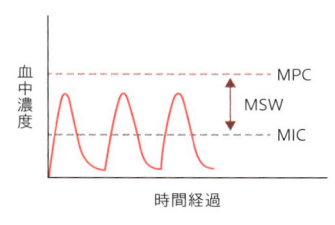

図　MSWの濃度域

キノロンの相互作用でいえば，テオフィリンやチザニジンの血中濃度を上げるので，それらの薬剤との併用には注意しよう。

出現抑制を考慮した投与法を体現した結果というわけですね。

したがってキノロン系薬を使用する場合，中途半端な量をチョロチョロと使っては有効性どころか容易に耐性菌を出現させてしまうのです。使用すると決めた際は，許される量の中で最大限の量を用いて，MICだけでなく，MPC，MSWを意識し耐性菌出現を抑制することを目指した投与設計を心がけましょう。

キノロン系薬の主な副作用

❶ 消化器症状

- 下痢，吐き気，食欲不振などの症状が現れる場合がある

表2　金属含有製剤との併用によるAUCの低下

	水酸化アルミニウム	酸化マグネシウム	硫酸鉄またはクエン酸第一鉄	参考
レボフロキサシン	56%	78%	81%	C_{max} も有意に低下する
トスフロキサシン	63%	45%	84%	C_{max} も有意に低下する
シタフロキサシン	25%	49%	44%	C_{max} も有意に低下する
ラスクフロキサシン	68%（水酸化アルミニウムとマグネシウムの合剤）			C_{max} も有意に低下する
ガレノキサシン	42%（水酸化アルミニウムとマグネシウムの合剤）			服用2時間前で11.6%低下する
				2時間後22%，4時間後で15.5%低下する

注：単回投与した時のAUCを100%として，各種金属製剤を併用した場合のAUC
〔第一三共：クラビット錠250mg・500mg，細粒10%，添付文書（2023年3月改訂，第2版），第一三共：グレースビット錠50mg，細粒10%，添付文書（2020年8月改訂，第1版），杏林製薬：ラスビック錠75mg，添付文書（2024年5月改訂，第2版），富士フイルム富山化学：オゼックス錠75・150，細粒小児用15%，小児用60mg，インタビューフォーム（2020年9月改訂，第24版），大正製薬：ジェニナック錠200mg，インタビューフォーム（2024年3月改訂，第27版）をもとに作成〕

 感染性下痢症の原因菌（カンピロバクター，サルモネラ，ビブリオなど）に効果がある。一部，*C. jejuni* の耐性増加の報告もある。

❷ 頻度は非常にまれだが重要な副作用の例

- 中枢神経障害：けいれんなどが起こる可能性がある
- 循環器症状：QT延長症候群などが起こる可能性がある
- 血糖異常：低血糖，高血糖などが起こる可能性がある
- 腱障害：アキレス腱炎などが起こる可能性がある

❸ 投与時の注意点

- 本剤の内服薬とAl，Mgなどのミネラル含有製剤・食品などとの併用（表2）
- 本剤の吸収が阻害され抗菌作用が減弱する場合がある
- 本剤とミネラル含有製剤・食品などとは摂取の間隔を空ける（一般的には2時間以上空けた方がよいとされる）

引用文献

1) Van der Heijden YF, et.al : Fluoroquinolone exposure prior to tuberculosis diagnosis is associated with an increased risk of death.Int J Tuberc Lung Dis, 16 : 1162-1167, 2012

大腸菌に効果あるからといって，大腸菌 O157 やその他，腸管出血性大腸菌の感染性下痢症に使ってはいけない。

問題

問1	キノロン系薬の開発のスタートはグラム〔**グラム陰性**〕菌をターゲットにしている
問2	キノロン系薬はスペクトルが広いので何にでも使ってよい。○か×か。 **×**
問3	キノロン系薬はバイオアベイラビリティが高いので，経口薬と注射薬で同じ効果が認められる。○か×か。 **○**
問4	キノロン系薬は組織移行性が良好であるため，人体の細胞内へ十分な量が移行する。だからマイコプラズマなどの〔**細胞内寄生菌**〕もカバーする。
問5	キノロン系薬の中で緑膿菌に対する抗菌活性は，今もってなお〔**シプロフロキサシン**〕が強い。
問6	キノロン系薬の第2世代と第3世代の大きな差は，第3世代は〔**グラム陽性菌**〕への抗菌活性が上がったことである。
問7	キノロン系薬の見逃してはいけない副作用のうち循環器症状では，〔**QT延長症候群**〕がある。
問8	経口薬投与時の注意点として〔**金属カチオン含有製剤**〕と併用するとキノロン系薬の吸収が阻害され効果が減弱する。

解説

ナリジクス酸がキノロン系薬の始まりであり，尿路感染症のグラム陰性菌のみをカバーする第1世代キノロン系薬である。そこからグラム陽性菌をカバーするよう開発が進んだ。

世代によってスペクトルは異なる。またスペクトルが広いことと第1選択になることは意味が違う。原因微生物・感染臓器をきちんと考えたうえで抗菌薬を選ぶこと。

バイオアベイラビリティが高いので経口薬と注射薬で同じ効果が認められる。注射薬から経口薬へのスイッチ療法も可能な薬剤である。

マイコプラズマ，レジオネラ，クラミジアなどの非定型病原体までカバーできる。

医療関連感染，免疫不全患者における感染症の起炎菌であるSPACE（セラチア，緑膿菌，アシネトバクター，シトロバクター，エンテロバクター）をカバーすることを覚えておく。なかでも抗緑膿菌活性はシプロフロキサシンが一番強いため，GNRをカバーするためだけならこの世代のキノロンで十分。

第3世代は特に肺炎球菌への活性が上がっており，呼吸器感染症への適応が広がったと思ってよい。ただし緑膿菌活性はシプロフロキサシンより劣る。

頻度は少ないが，生命を脅かす副作用として，QT間隔が延長し，torsades de pointesを起こすことがある。低カリウム血症，低マグネシウム血症，徐脈等がないか，常にモニタリングを続ける。

金属カチオン（Al，Mg，Feなど）含有製剤と同時服用すると，キレート形成によって吸収が阻害され，キノロン系薬の効果が減弱する。臨床現場では制酸薬や緩下薬として金属カチオン含有製剤を日常的に服用していることが多いので注意する。

問題

問9	尿路感染症を疑ったのでとりあえずニューキノロン系薬を第1選択とした。○か×か。 ×
問10	尿路感染症にラスクフロキサシン錠を選択した。○か×か。 ×
問11	難治性の呼吸器感染症に対してとりあえずレボフロキサシン錠を処方した。○か×か。 ×
問12	キノロン系薬は小児に禁忌だが，トスフロキサシンのみ小児に適応がある。○か×か。 ○
問13	キノロン系薬とNSAIDsが処方されていたので，痙攣誘発のリスクについて注意喚起した。○か×か。 ○

解説

ニューキノロン系薬はとてもスペクトラムが広いので，何にでも使えると思いがちだが，スペクトラムが広いことと第1選択薬であることは意味合いが違う。最近はキノロン耐性の大腸菌も増えている。感染症診療の原則に立ち返り，原因菌を想定して，その菌をカバーする抗菌薬を選択しよう。

ラスクフロキサシンは最も新しいキノロン系薬だが，そのスペクトルは呼吸菌感染症を引き起こす原因菌に向かっている。よって適応症は呼吸器感染症関連・耳鼻科領域感染症のみとなっている。

呼吸器感染症を疑った際は，必ず結核菌の存在を考慮しなければならない。トスフロキサシン以外のキノロン系薬は結核菌もカバーしてしまうので，患者が一時的に良くなることがある。その結果，結核の診断が遅れてしまうことになりかねない。キノロン系薬の投与前には結核を除外する必要がある。

キノロン系薬は非臨床試験で幼若動物の軟骨組織への毒性が認められたことから，小児投与における潜在的な関節毒性のリスク，成長に悪影響を及ぼす懸念から禁忌となっている。しかしトスフロキサシンは小児にも使用可能なキノロン系薬であり，耳鼻科領域の感染症で使用されやすい傾向にある。

キノロン系薬はGABA受容体に対する特異的結合を阻害するために，中枢神経細胞の興奮が増大し，痙攣が誘発されると考えられている。NSAIDsとの併用により，この特異的結合の阻害作用が増強されるため，痙攣のリスクが上昇すると考えられている。症状は可逆的で，初期症状として，ふるえ，頭痛，四肢のしびれ，ふらつき，顔面の痙攣，手足のぴくつきなどが見られたりするので，注意喚起を怠らないようにしよう。特にNSAIDsは患者がOTC薬として購入する可能性もあるので，しっかりと説明しよう。

キノロン系薬のまとめ

さて，今最もホットな抗菌薬はキノロン系薬かもしれません。特に「レスピラトリーキノロン」と呼ばれる肺炎など呼吸器感染症への使用を前提としたキノロン系薬の現場での使用法は大きく変わりつつあるかもしれません。「キノロン・ファースト」，すなわち標準的なペニシリン系薬から投与を開始する方策ではなく，症例によっては最初からキノロン系薬を投与することを許容する考え方が生まれてきたことです（「成人肺炎診療ガイドライン 2017」，「同 2024」）。

なぜなら，もともと陳旧性肺結核や COPD など慢性肺疾患を持った高齢者では，標準的なペニシリン系薬など β-ラクタム系薬では組織移行が不良で抗菌薬が効きにくい可能性が指摘されてきました。その結果，本来 5 日，せいぜい 10 日で治すべき肺炎が治らないばかりか，かえって耐性菌を生じていることが示唆されています。それなら，最初から組織移行も殺菌力も β-ラクタム系薬よりもずいぶん良いであろうレスピラトリーキノロンを使った方が早く治るし，耐性菌も生じにくい，ということになりますよね。

さらに，最近ではマイコプラズマの流行がクローズアップされています。β-ラクタム系薬はもちろん効きませんが，従来第 1 選択とされたマクロライド系薬

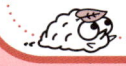

が臨床的にはほぼ100%マクロライド耐性と考えていた方がよさそうな状況です。そうすると成人では第1選択はミノマイシンなどテトラサイクリン系薬でもいいですが，キノロン系薬を使用することも念頭に置かなければなりません。

　小児ではミノマイシンで歯芽黄染という副作用が知られていますので，永久歯に生え変わったおおむね9歳までのマイコプラズマにキノロン系薬くらいしか選択肢が残らないので，まさに第1選択薬として考慮せざるを得ないですよね（実際は小児科の医師は咳が強い子供にはステロイド薬中心の治療をされているようですが）。

　これらはまだまだデータ収集の余地はありますが，特に呼吸器感染症領域を中心に大いに検討すべきですし，興味深い抗菌薬使用法に結びつきそうです。

　そういった意味ではキノロン系薬はカルバペネム系薬同様に「切り札」としてできるだけ最後まで温存しておくイメージでしたが，近年は「鍵」＝key drugとして最初から投与を検討すべき位置づけに，文字通り変わりつつあるかもしれません。

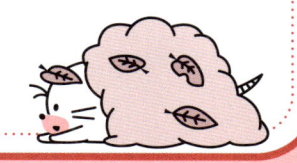

MEMO

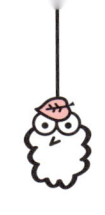

5

アミノグリコシド系薬

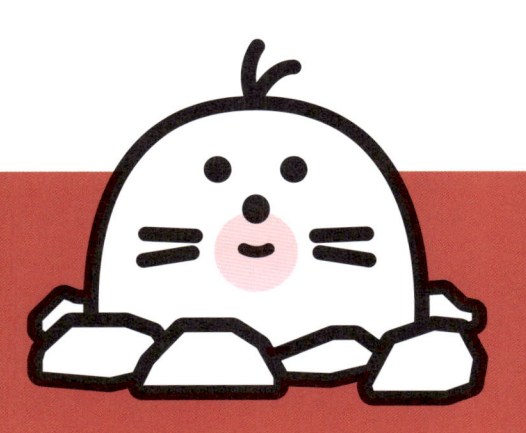

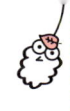

5 アミノグリコシド系薬

POINT

- 一部の薬剤を除き，緑膿菌を含むグラム陰性菌を標的とする。
- 殺菌的で即効性がある。
- 嫌気性菌には無効である。
- グラム陽性菌に対してはβ-ラクタムと併用で使用されることがある。
- 組織移行性に注意が必要である（血流感染，尿路感染にはよいが，髄膜炎では使用しない）。

1日1回投与が基本

アミノグリコシド系薬は細菌の30Sリボソームに作用して蛋白合成阻害を引き起こし殺菌的に働きます。

古典的には1日3回投与でしたが，PAE（抗微生物薬曝露後効果：濃度が病原体のMIC以下になっても，殺菌効果が持続する効果）があるので1日1回投与が基本になりました。これはPK/PD理論上，とても理にかなった投与設計と言えるでしょう。

アミノグリコシド系薬は，一般的にその抗菌効果は濃度依存型であり，菌と接触している濃度が高ければ高いほど効果があります。具体的にはC_{peak}/MIC $\geq 8 \sim 10$，AUC/MIC ≥ 100と言われています。つまり，有効性を高めるためには1日3回の分割投与をまとめて1回にした方がその有効性を確保することができるのです。

また，アミノグリコシド系薬の副作用の1つに腎毒性があります。これは用量依存性であり，トラフ濃度と関連しています。投与回数を減らし，投与間隔が延長されることでトラフ値を低く抑えることができるので，その毒性を減らすことができます。そう考えるとアミノグリコシド系薬は1日1回投与にする方が，すべ

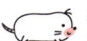 必殺ゴロ「父（糖）さん，たまげったと，ブラとった亜美ちゃんをストーカー（アミノ配糖体，GM，TOB，AMK，SM，KM）」

てにおいてよいと言えますね。

β-ラクタム系薬との併用が多い

　現在，アミノグリコシド系薬を単独で使う場面は少なくなりました。おおよそβ-ラクタム系薬と併用することが多くなっています。アミノグリコシド系薬は緑膿菌を含むグラム陰性菌を主にカバーします。

　またアミノグリコシド系薬は水溶性の抗菌薬であり，腎，尿路系への移行性は極めて良好です。したがって臨床現場の多くでは，尿路感染症や菌血症において，グラム陰性桿菌感染症で緑膿菌を外すと致命的になり得ると判断される場合，原因菌が判明するまでアミノグリコシド系薬を併用しておくといったシチュエーションが見られます。ただ，この併用療法については有効性が報告されている一方で，副作用，特に腎障害の悪化の可能性が増大したという報告もありますので注意が必要です。あくまでも原因菌が判明するまでの数日間，アミノグリコシド系薬を併用するのであれば構わないでしょう。原因菌が判明したならば速やかに標的治療へ切り替えてもらうように提案しましょう。

緑色レンサ球菌や腸球菌の感染性心内膜炎にも併用

　ほかにもグラム陽性菌に対してシナジー効果（相乗効果）を持たせるために併用することがあります。具体的には，緑色レンサ球菌や腸球菌の感染性心内膜炎です。緑色レンサ球菌の場合はベンジルペニシリン（PCG）を4週間投与することになりますが，これに最初の2週間ゲンタマイシンを併用します（PCGのMIC＜0.5までは2週，0.5≦MICでは4週）。腸球菌の場合はPCGに感受性ならアンピシリン〔ABPC（PCG）〕，低感受性ならバンコマイシン（VCM）を6週間投与しますが，これに加えてゲンタマイシン（GM）を6週間投与します。ただし腸球菌はもともとゲンタマイシンに耐性がありますので，MIC＞500μg/mL以上の高度

アミノグリコシド系薬は腎排泄が大きいので，尿路感染症で使用する場合，そこまで1回量を上げなくてもいい場合がある。

耐性株の場合は，あまり併用する意味はないとされています。ここで大事なことは，感染性心内膜炎にアミノグリコシド系薬を併用する際は，あくまでもシナジー効果を狙った投与であり，PAEは期待できないとされている点です。またこの場合，現在のところは古典的な分割投与を行い，具体的にはゲンタマイシンのC_{peak}値は4μg/mLを超える必要はなく，トラフ値は<1μg/mLとなるようにコントロールします。

主なアミノグリコシド系薬

▶ ゲンタマイシン（GM），トブラマイシン（TOB），アミカシン（AMK）

　アミノグリコシド系薬は細かく分けると抗結核薬であるストレプトマイシン（SM），抗MRSA薬であるアルベカシン（ABK），淋菌に使用するスペクチノマイシン（SPCM）もありますが，本章では臨床現場でよく遭遇するゲンタマイシン，トブラマイシン，アミカシンについて押さえておきましょう（ストレプトマイシンについては「抗結核薬」，アルベカシンについては「抗MRSA薬」を参照してください）。

❶ ゲンタマイシン（GM）

● 通常の感染症で使用され，ブドウ球菌や腸球菌の感染性心内膜炎でβ-ラクタムと併用する

1回投与量（腎機能正常時）：5〜7mg/kg　目標血中濃度（C_{peak}値16〜24μg/mL，トラフ値1μg/mL以下）

---

❷ トブラマイシン（TOB）

● 緑膿菌，アシネトバクターに抗菌活性が強いが，セラチアには弱い
● シナジー効果はないのでβ-ラクタム系薬との併用では原則使

肺炎の適応はあるが移行性はとても悪い。血液脳関門も通過しないので，標的臓器をよく考えて使用しよう。

用しない

● 緑膿菌に対して吸入薬として使用することがある

> 1回投与量（腎機能正常時）：5〜7mg/kg　目標血中濃度
> （C_{peak}値 16〜24μg/mL，トラフ値 1μg/mL 以下）

❸ アミカシン（AMK）

● ほかのアミノグリコシド系薬が耐性であっても，アミカシンは耐性になりにくいことが多く，多剤耐性菌の治療に用いられる（耐性のなりやすさはゲンタマイシン＞トブラマイシン＞アミカシンの順）

● 最近ではマイコバクテリウム・アビウムコンプレックス（MAC）による肺非結核性抗酸菌症に対して吸入製剤も上市されている

> 1回投与量（腎機能正常時）：15〜20mg/kg　目標血中濃度
> （C_{peak}値 56〜64μg/mL，トラフ値 4μg/mL 以下）

投与設計の注意点

　アミノグリコシド系抗菌薬のように，1回〇〇mg/kg投与というのは，まさにC_{peak}を意識した投与になります。例えば，ゲンタマイシンやトブラマイシンは1回5mg/kgの投与方法です。体重40kgであれば200mg投与です。その時に血中濃度はどれくらい上がるかというと，アミノグリコシド系抗菌薬は分布容積が0.25L/kgと言われていますので，体重40kgであれば10Lということになりますから200mg/10L＝20mg/L，つまり20μg/mLの上昇があるわけです。目指す血中濃度が20μg/mLであることが理解できます。アミカシンも同様です。15mg/kg投与すると

最初に発見されたアミノグリコシド系薬は SM。しかし現在，SM は結核と NTM に対してのみ使われることが多い。

いうことは血中濃度が 60μg/mL 上昇するということになります。1mg/kg の投与というのは分布容積1L/kg の薬剤の血中濃度1μg/mL 上昇させるということなのです。

腎機能が悪くても初回はフルドーズ！

腎機能が悪い患者にアミノグリコシド系薬を投与する場合，ついつい減量しがちです。ですが C_{peak}/MIC の薬剤ですのできちんとピーク値を上げる必要があります。特に初回投与は分布（Vd）のみが影響し，排泄（Ccr）は影響しません。ですのでいくら腎機能障害があったとしても初回はフルドーズ投与する必要があります。初回量から減らしては血中濃度が有効域に達することができないのです。

抗菌薬を投与するということは，そこにいる病原菌を殺すことが目的ですので，速やかにその有効血中濃度域へ到達させる必要があります。腎機能が低下しているというのは，あくまでも排泄機能が低下しているということであって，分布容積は関係ありません。

初回量はあくまで分布している段階ですので，排泄，腎機能のことを考えなくてもよいというわけです。初回量は最大量投与してその後の維持投与の段階で腎機能に応じた適切な投与量，投与間隔の延長を行うように心がけましょう（図）。

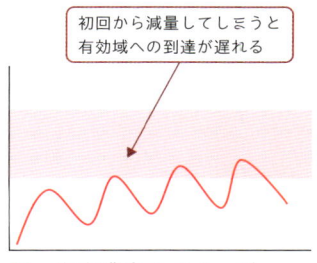

初回から減量してしまうと有効域への到達が遅れる

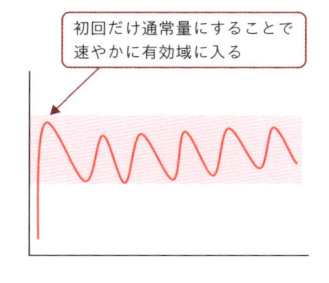

初回だけ通常量にすることで速やかに有効域に入る

図　血中濃度のイメージ

経口投与した場合，吸収されにくい。逆にカナマイシン（KM）などはこれを利用して経口投与することで，感染性腸炎に適応がある。

押さえておきたい副作用

❶ 腎障害（可逆的）

- 3日以上の使用でリスク上昇，10〜14日使用で5〜10％発現
- トラフ値をうまくコントロールする

❷ 耳毒性（非可逆的）

- 9日以上の使用で発生しやすい
- 血中濃度とは関係ないと言われているため，投与期間中は常にモニタリングする
- 特に高音領域の聴力低下に注意が必要

|引用文献|

1) Paul M, et al. : Beta-lactam versus beta-lactam-aminoglycoside combination therapy in cancer patients with neutropaenia. Cochrane Database Syst Revi, CD003038, 2003

アミノグリコシド系薬

緑膿菌の中でキノロン，カルバペネム耐性であっても AMK が感受性の場合がある。AMK まで耐性になると多剤耐性緑膿菌（MDRP）と定義される。

問題

問1	アミノグリコシド系薬の投与法は〔1日1回単回投与〕が主流になりつつある。
問2	アミノグリコシド系薬のPK/PDパラメータは〔C_{peak}/MIC〕である。
問3	ゲンタマイシン／トブラマイシンを1日1回投与で行う場合，安全性を保つためにトラフ値を〔1μg/mL〕以下になるようにする。
問4	ゲンタマイシン／トブラマイシンを1日1回投与で行う場合，標準的な1回投与量は〔5〜7mg/kg〕である。
問5	アミカシンを1日1回投与で行う場合，安全性を保つためにトラフ値を〔4μg/mL〕以下になるようにする。
問6	アミカシンを1日1回投与で行う場合，標準的な1回投与量は〔15mg/kg〕である。
問7	ゲンタマイシン，トブラマイシン，アミカシンの中で最も耐性になりにくいのに〔アミカシン〕と言われている。
問8	腎障害がある患者なので，初回投与から減量して投与した。〇か×か。 ×

解説

古典的には1日3回投与であったが，PAE（濃度が病原体のMIC以下になっても，殺菌効果が持続する効果）があるので1日1回投与ができる。これはPK/PD理論上，とても理にかなった投与設計と言える。

アミノグリコシド系薬は，一般的にその抗菌効果は濃度依存型であり，菌と接触している濃度が高ければ高いほど効果ある。具体的にはC_{peak}/MIC ≧8〜10を目指す。

腎障害は用量依存で可逆性である。3日以上の使用でリスク上昇，10〜14日使用で5〜10％発現。トラフ値をうまくコントロールする。

アミノグリコシド系薬は分布容積が0.25L/kgと言われているので，5mg/kgの投与を行うと血中濃度が20μg/mL上昇する。ゲンタマイシン/トブラマイシンの有効血中濃度は16〜24μg/mL。

腎障害は用量依存で可逆性である。3日以上の使用でリスク上昇，10〜14日使用で5〜10％発現。トラフ値をうまくコントロールする。

アミノグリコシド系薬は分布容積が0.25L/kgと言われているので，15mg/kgの投与を行うと血中濃度が60μg/mL上昇する。アミカシンの有効血中濃度は56〜64μg/mL。

緑膿菌の治療を行う際，ゲンタマイシンやトブラマイシンの感受性がIやRと判定されたとしてもアミカシンはSと判定されることがある。アミカシンは同じアミノグリコシド系薬のカナマイシンから製造され，耐性を作る細菌の酵素に対して安定している。この多剤耐性緑膿菌の定義としてイミペネムのMIC値が16μg/mL以上，アミカシンのMIC値が32μg/mL以上，シプロフロキサシンのMIC値が4μg/mL以上の緑膿菌を「多剤耐性緑膿菌（MDRP）」と定義する。

C_{peak}/MICの薬剤なのできちんとピーク値を上げる必要がある。特に初回投与は分布（Vd）のみが影響し，排泄（Ccr）は影響しない。腎機能障害があったとしても初回はフルドーズ投与する必要がある。

問題

問9	感染性心内膜炎でβ-ラクタム薬と併用する場合，菌種によってゲンタマイシンの投与期間が異なる。○か×か。 ○
問10	アミノグリコシド系薬は耳毒性があるが，中止すれば時間とともに改善する。○か×か。 ×
問11	尿路感染症でグラム陰性菌が検出されたので標的治療としてゲンタシン単剤を選んだ。○か×か。 ○
問12	緑色レンサ球菌による感染性心内膜炎に対してPCGと併用してゲンタマイシンを使用した。投与期間はベンジルペニシリン（PCG）を4週間，ゲンタマイシンを2週間とした。○か×か。 ○
問13	膿瘍の治療に対して，アミノグリコシド系は使用できない。○か×か。 ○

解説

自己弁で *Viridans streptococci* や *S. bovis* でベンジルペニシリン（PCG）の MIC が 0.12 < MIC0 < 0.5 であればゲンタマイシンは 2 週間。MIC ≧ 0.5 であれば 4 週間投与。腸球菌であれば 4〜6 週間投与することになる。

アミノグリコシド系薬は不可逆的に聴力障害を引き起こすことがある。薬剤の種類によって、聴力障害だけでなく平衡機能障害も生じることがあるので、注意が必要。ただ投与開始直後に起こることはまれである。長期投与になる場合、聴力検査を行う。ミトコンドリア遺伝子変異があると、毒性の素因になるとされている。

グラム陰性菌による尿路感染症であれば単剤で使用することがある。それ以外の感染症ではほとんどない。エンピリック治療を行う際、ほかのグラム陰性菌をカバーしておきたい時、追加して使用する（例えば、ESBL や AmpC 産生菌までカバーしておきたいなど）。

アミノグリコシド系はグラム陽性菌に単剤で使用しないが、シナジー効果を狙ってβ-ラクタムと併用することがある。緑色レンサ球菌の感染性心内膜炎でレンサ球菌の PCG に対する MIC が＜ 0.5 までならゲンタマイシンの併用は 2 週間、0.5 ≦ MIC なら 4 週間併用することが一般的である。

膿瘍は酸性で嫌気環境となる。アミノグリコシド系の抗菌力は弱くなる。また、移行性を考える時に、尿路への移行性は非常に良いが、呼吸器（肺）・前立腺などへの移行性は悪い。

アミノグリコシド系薬はちょっと個性的なベテランのバイプレーヤーといった立ち位置でしょうか。つまり，古くから活躍している抗菌薬ですが，現在は単剤で使われることは現場では少なく，その代わり，

・心内膜炎の際のゲンタマイシン併用（しかも3分割!?）

・結核の際のストレプトマイシン筋注（古いですが，歴史的には大変な功績ですね）

・トブラマイシンの吸入（緑膿菌用。特に欧米では嚢胞性繊維症で緑膿菌の慢性気道感染・保菌者が多く重宝されていますね），といった，ここぞという特別な場面で使われる抗菌薬として長く親しまれています。

ちなみに抗MRSA薬として主に使われるアルベカシン（商品名ハベカシン）もありますね。ほかの抗MRSA薬が使いにくい時，例えばグリコペプチド系薬のアレルギーや血小板減少でオキサゾリジノン系薬も使いにくい心内膜炎や肺炎疑いの際にお世話になりました。MRSAが主な標的菌となる考えてみれば，これもずいぶんユニークなアミノグリコシド系薬です。

もし主役（単剤）で使用されるとすれば尿路感染症，そしてβ-ラクタム系薬へのアレルギーを有している患

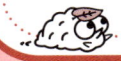

者への投与でしょう。尿中移行は抜群で用量調節は不要，といっても過言ではないレベルの他疾患に使用する際とは比較にならないくらいの用量で済みます。

　構造式も β - ラクタム系薬とはまるで違うかもしれません。これなら薬剤アレルギー患者にも安心でしょうか。ただし有名な耳毒性（第Ⅷ脳神経障害）は不可逆性かもしれませんので，使いすぎには要注意です。

　また，最近ではアミカシンリポゾーム吸入懸濁薬（商品名アリケイス）が登場し，長らく呼吸器内科医を悩ませてきた難治性の肺非結核性抗酸菌症に画期的なデータを見せ始めています。なお，いわゆる肺MAC症は最近では，*M. avium* と *M. intracellulare* は厳密に区別する方向で *M. avium/intracellulare* 症という呼び方に変わってきています。特に難治性かつ多くの患者数が判明してきた *M. abscessus* 症への本製剤の適応も注目されています。

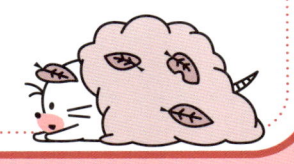

MEMO

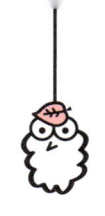

6

マクロライド系薬

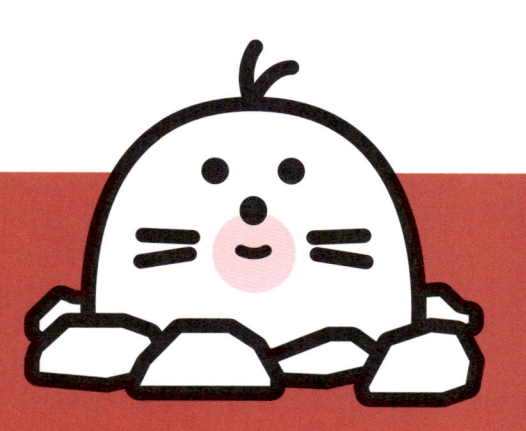

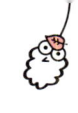

6 マクロライド系薬

POINT

- マクロライド系薬は細胞壁を持たず，細胞内に寄生する菌に有効である。
- 肺炎球菌やマイコプラズマに対するマクロライド系薬の耐性化率は高くなっている。
- エリスロマイシン，クラリスロマイシン，アジスロマイシンの3種を理解する。
- マクロライド系薬の抗菌作用は，時間依存性であり，静菌的に作用する。
- 抗炎症作用を持つとされている。

細胞壁を持たず，細胞内に寄生する菌に有効

　マクロライド系薬は，環状ラクトン構造を形成しており，作用機序はリボソームに結合することによる蛋白質合成阻害作用になります。β-ラクタム系薬は，細胞壁合成阻害による抗菌作用を示すために細胞壁を持たない菌には効果がありません。一方，マクロライド系薬は，細胞壁を持たない菌に対して効果を示すことが適正使用の重要なポイントです。

　細胞壁を持たず，マクロライド系薬が第1選択薬となる代表的病原菌として，マイコプラズマ・ニューモニエ（*Mycoplasma pneumoniae*）が挙げられます。マイコプラズマ感染症は代表的気道感染症の1つで，成人，小児を問わず発症します。歴史的にはオリンピックの開催年（4年に1度）に流行していましたが，明らかな原因はわかっておらず，国際的な人の移動が大きいためと解釈されていました。ただし1990年代以降はそのような流行は見られなくなりました。国際的な人の移動がオリンピック以外

マクロライド系薬は細胞壁を持つ菌にも一定の効果があるので，やや広域である。適正使用が重要。

にも増えてきたことによるものかもしれません。また，世界的にマイコプラズマによるマクロライドの耐性が進んでいると言われています。

　マイコプラズマによる気道感染症の主な臨床像は，肺炎や気管支炎です。一般細菌である肺炎球菌も原因菌となりますが，マイコプラズマ感染症の症状は比較的軽度であるとされ，鑑別のポイントです。したがって，マイコプラズマは一般細菌による感染症との臨床像が異なるという意味で非定型菌と表現されており，非定型菌による肺炎は非定型肺炎（異形肺炎）と表現されます（表）。非定型肺炎の原因となり得るその他の非定型菌としては，クラミジア・ニューモニエ（*Chlamydia pneumoniae*），レジオネラ・ニューモニエ（*Legionella pneumophila*）などがあります。クラミジアやレジオネラは，実は細胞壁を持っていますが，治療にはマクロライド系薬が使用されることがあります。その理由は細胞内寄生菌であるという特徴によります。

細胞内への移行性が良い

　先ほど，マクロライド系薬は蛋白合成阻害作用を持つことから非定型菌に効果があると説明しましたが，もう1つ，マクロライド系薬が非定型肺炎に対して効果を示す理由に細胞内への移行性

表　CAP における細菌性肺炎とマイコプラズマ肺炎の鑑別

1. 年齢60歳未満
2. 基礎疾患がない，あるいは軽微
3. 頑固な咳嗽がある
4. 胸部聴診上所見が乏しい
5. 迅速診断法で原因菌が証明されない＊
6. 末梢白血球数が 10,000/μL 未満である

＊：マイコプラズマ抗原または遺伝子検査陽性を除く

（日本呼吸器学会：成人肺炎診療ガイドライン2024作成委員会・編：成人肺炎診療ガイドライン2024，p32，メディカルレビュー社，2024）

細胞内への移行性の高低は分子量だけでは語れないことが，マクロライドなど比較的大きめの分子が細胞内移行する事実からも読み取れる。

が良いという点が考えられています。β-ラクタム系薬は細胞内への移行性が小さいために，これら細胞内寄生菌への効果は期待できないとされています。そしてもう1つ重要なマクロライド系薬の適用として，マイコバクテリウム属が挙げられます。代表的マイコバクテリウム属である結核菌には使用しませんが，非結核性抗酸菌（Non tube-culous mycobacteria；NTM）に対して使用されます。特にNTM感染症においては，クラリスロマイシン，アジスロマイシンが重要な役割を担っています。マイコバクテリウム属も細胞壁を持つ細胞内寄生菌です。

　以上をまとめると，マクロライド系薬の適正使用のコツとしては，原因菌が細胞壁を持たないか，または細胞内寄生菌に対する適用を考えることになります。

肺炎球菌に対する耐性化率は高くなっている

　マクロライド系薬による抗菌作用のターゲット蛋白質であるリボソームは多くの菌が持っており，以前は広範囲な菌をカバーすることができていたようです。さらにはペニシリン系薬ではしばしば問題となるアレルギー，アナフィラキシーの懸念も大きくはないことから，さまざまな原因菌による市中肺炎に使われてきました。非定型肺炎を意識することなく，治療にあたることができるために，そのような使い方が普及するのももっともなことでしょう。つまり，マクロライド系薬の使用量は非常に多かったわけです。

　ただし現在では肺炎球菌はマクロライド系薬に対して耐性を獲得することになり，現在のわが国の耐性化率は少なくとも80%以上になっています[1]。これでは肺炎球菌に対してマクロライド系薬による抗菌効果を期待するのは無理というものです。特に市中肺炎では，肺炎球菌を原因とする症例が最も多いために，マクロライド系薬を市中肺炎に適用しづらいことは理解できるでしょう。この肺炎球菌とマクロライド系薬の関係性のように，従来は

一般細菌への適応は可能な限り慎もう。近年はNTMや慢性気道炎症疾患によく使われるようになった。

抗菌効果が期待され，たとえ添付文書の適応症として明記されていたとしても，現在は必ずしも使用されない，という点は，抗菌薬に関連する添付文書によく起こり得ます。

さらには，マクロライド系薬による薬理作用の特徴として，抗炎症作用が挙げられます。よって，軽症〜中等症の肺炎球菌感染症においては，たとえ微生物学的に耐性と判断されても抗菌作用以外の面で臨床効果を示すことがあります。重症の肺炎球菌性肺炎に対してβ-ラクタム薬と併用すると臨床的に有意に改善することも報告されています。耐性なのに効果を示すのか，という点が初学者を悩ませるポイントであるとも言えますね。

確かに，添付文書を逸脱した適応は，本当に適切ではない場面も多々ありますので，抗菌化学療法は添付文書の内容を理解したうえで，臨床感染症学などの異なるアプローチで研鑽を積んでいくことが必要です。

代表的なマクロライド系薬

❶ エリスロマイシン（EM）

最初に使われ始めたマクロライド系薬は，エリスロマイシンです。マクロライド系薬としては現在でも十分に使用することができますが，腸管蠕動促進作用（モチリン様作用）を示すことにより，下痢の副作用がしばしば問題となります。逆にこの腸管蠕動促進作用を目的に，エリスロマイシンが処方されることがあります。そしてエリスロマイシンは，前述のような抗炎症効果に加えて，バイオフィルム形成阻害効果や，抗ウイルス効果など，さまざまな作用を示すことが知られています。特にびまん性汎細気管支炎患者に対して，エリスロマイシンの長期少量投与が予後を改善させることが報告されました[2]。

これらの事例のように，エリスロマイシンの最近の主な処方については，抗菌作用よりもその他の作用を期待する場面が多くなっています。とはいうものの，肺炎球菌の耐性化が進んできた

EM は酸に弱いこともあり，吸収等があまり高くない。

■ マクロライド系薬

事実からは，抗菌薬適正使用の観点からは適切とは言えないようです。マクロライド系薬の持つ多彩な好ましい作用を前面に出し，かつ抗菌活性を持っていない薬物の開発が進んでいると耳にすることがありますが，いまだ臨床応用には至っていないようです。

　そして，エリスロマイシンを語るうえで重要なポイントが薬物代謝酵素（CYP3A）の阻害作用です。いくつかの併用禁忌薬が設定されていますので，使用時には併用禁忌薬が処方されていないかは確認が必要です。また，心臓の刺激伝導系に影響を与え，QT延長などの重篤な副作用のリスクとなりますので，こちらも注意が必要でしょう。

❷ クラリスロマイシン（CAM）

　下痢，CYP阻害といったエリスロマイシンの懸念を少しずつ改善させる形で，新しいマクロライド系薬が開発されてきました。次に紹介するのはクラリスロマイシンです。抗菌作用や標的病原菌はエリスロマイシンと似ていますが，下痢の頻度は低く，臨床上はあまり問題にはならない程度です。CYP阻害作用はエリスロマイシンよりも少し小さいかもしれませんが，やはり変わらず注意が必要です。これら3剤の中で，クラリスロマイシンは唯一注射製剤がないことは知っておきましょう。

❸ アジスロマイシン（AZM）

　最後に紹介するアジスロマイシンは，特徴的に半減期が長く，1〜3日間の使用により，1週間の持続した効果を期待することができます。そしてCYP阻害作用が弱いために，エリスロマイシンやクラリスロマイシンで併用が禁忌に該当していた薬物を併用することができます。注射製剤もありますが，1回の溶解液量に500 mLの5％ブドウ糖を必要としますので，糖尿病患者や心不全患者などでは注意が必要でしょう。水分貯留傾向にある患者では使いづらい可能性があります。QT延長は変わらず注意が必要

CAMはよく使われる一方で，薬物相互作用の意識が重要である。

です。淋菌（Neisseria gonorrhea）による性感染症に対しても適応がありますが，現在では耐性化が進んでいます。

抗菌作用は時間依存性，抗菌様式は静菌的

　マクロライド系薬の抗菌作用は時間依存性ですので，理想的には分割投与が望ましいと言えます。しかし，現実には，エリスロマイシンは1日3回，クラリスロマイシンは1日2回，アジスロマイシンは1日1回と添付文書に記載されているように，必ずしも分割投与とは定められていません。マクロライド系薬の薬物動態はそれぞれで異なり，半減期の長さが1日投与回数に影響しています。投与量を調整する必要がある場面があるならば，例えばクラリスロマイシンを，「1回400mg，1日2回」で投与していた場合に，薬物間相互作用など何らかの理由で1日量を半減したい場合は，「1回200mg，1日2回」などに減量するとよいでしょう。

［引用文献］

1) 小児呼吸器感染症診療ガイドライン作成委員会・編：肺炎. 小児呼吸器感染症診療ガイドライン2022，協和企画，2022
2) Kudoh S, et al. : Improvement of survival in patients with diffuse panbronchiolitis treated with low-dose erythromycin. Am J Respir Crit Care Med, 157（6 Pt 1）：1829-1832, 1998

特に組織中濃度推移を意識したいところだが，明確場エビデンスはない。

問題

問1	マクロライド系薬は〔環状ラクトン〕構造を形成している。
問2	マクロライド系薬の作用機序は,〔リボソーム〕に結合することによる〔蛋白質合成阻害〕作用である。
問3	マクロライド系薬は〔細胞壁〕を持たない菌に対しても効果を示す。
問4	マクロライド系薬が第1選択薬となる代表的病原菌として〔マイコプラズマ・ニューモニエ〕が挙げられる。
問5	マイコプラズマ感染症は代表的〔気道〕感染症である。
問6	マイコプラズマ感染症は,肺炎球菌による感染症と比較して症状は比較的〔軽度〕である。
問7	マイコプラズマ,レジオネラなどは〔非定型〕菌と呼ばれる。
問8	レジオネラ・ニューモニエ,クラミジア・ニューモニエは,細胞壁を持っているが〔細胞内寄生〕菌である。
問9	マクロライド系薬は細胞内へ〔移行〕する。
問10	マクロライド系薬は〔マイコバクテリウム属〕に適用されるが,その中でも〔結核菌〕には適用されない。

解説

基本骨格である。14員環，15員環，16員環などで区別されることもあるが，臨床上は大きな変化はない。

リボソーム50Sサブユニットに結合する。

細胞壁に対する作用はそもそもない。

レジオネラ・ニューモニエ，クラミジア・ニューモニエを挙げても可。

肺炎，気管支炎などが主。

鑑別のポイントである。

英語ではatypicalと表現される。

細胞内移行性の良い抗菌薬が必要。

抗菌薬選択の際のポイント。

非結核性抗酸菌に使用される。

マクロライド系薬

	問題
問11	マクロライド系薬の肺炎球菌耐性化率は〔80〕％を超える。
問12	マクロライド系薬は〔抗炎症〕作用のおかげで，微生物学的に耐性と判断されても臨床効果を示すことがある。
問13	エリスロマイシンは〔モチリン〕による腸管蠕動促進作用がある。
問14	〔びまん性汎細気管支炎〕は，エリスロマイシンの長期少量投与の予後改善効果が知られている。
問15	エリスロマイシンは薬物代謝酵素（CYP）3Aを〔阻害〕する。
問16	クラリスロマイシンは，〔注射〕製剤がない。
問17	アジスロマイシンは半減期が〔長〕い。
問18	アジスロマイシンはCYP阻害作用が〔弱〕い。
問19	アジスロマイシンは〔淋菌〕による性感染症に対しても適応がある。
問20	マクロライド系薬の抗菌作用は〔時間依存性〕であり，抗菌様式は〔静菌的〕である。

解説

Kenyon らによると，ヒトよりも畜産でのマクロライド系薬使用が肺炎球菌の耐性化に関係しているかもしれない。

初学者を悩ませるポイントである。

消化管機能改善を期待されることがある。

副作用，薬物間相互作用などには注意が必要である。

不可逆的な阻害を示し，禁忌薬に注意が必要である。

経口製剤のみである。

1〜3日間の使用で1週間の効果が発揮される。

臨床上気にならないレベルである。

淋菌の多剤耐性菌は公衆衛生上大きな問題であり，全く治療手段がない。

臨床上は添付文書に基づいた投与方法を実践すれば，特に意識する必要はない。

マクロライド系薬

マクロライド系薬のまとめ

　マクロライド系薬は一定の周期で脚光を浴びる抗菌薬です。理由の1つは主に非定型菌に効くこと，特にマイコプラズマの特効薬としての位置づけはマクロライド系薬の重要性を後押ししている気がします。ご存じの通りマイコプラズマは4年に1回のオリンピックイヤーに流行するパターンが存在し，昨年も大流行が問題になりました。一方でほとんどがマクロライド耐性とのデータが多く，地域や時期によっては「100％マクロライド耐性」のつもりで現場では対応せざるを得なくなっているかもしれません。その分をキノロン系薬やテトラサイクリン系薬に頼らざるを得ないのは残念です。

　また以前から言われている肺炎球菌での耐性や一部の非結核性抗酸菌，つまり *M. avium/M. intracellulare* のほか，*M. abscessus* での耐性はかなり調査が進んできました。丁寧な使用が必要です。

　その中で近年，問題になっているのは抗菌薬適正使用加算で使用されるようになってきたWHOによる「AWaRe（アウェア）分類」です（AWaRe分類では抗菌薬を薬剤耐性の観点から，「Access」，「Watch」，「Reserve」に分類し，適正使用推進を目指している）。マクロライド系薬が最も標準のAccessクラスではなく，Watchクラス

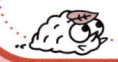

に分類されているのは，特に呼吸器内科を中心にマクロライド系薬の処方が多いわが国，しかも基幹病院では頭が痛いですね。これでは加算基準の Access 薬が全体の 60% 以上を占める，という目標には遠く届かない病院がほとんどのはずです。呼吸器内科が長期かつ高用量のマクロライド系薬が必要となる非結核性抗酸菌症の治療をしなくなるとか，Access 薬の割合を増やすために ST 合剤（これは Access ですよね）の予防投与をやたらと推奨したり，とか本末転倒なことが起こっているかもしれません。

　もう一度マクロライド系薬が持つ良さ，マイコプラズマは別としてクラミジアなどへの感受性の良さ，肺炎で併用されたり慢性気道感染症や副鼻腔炎で処方される少量長期投与での免疫調整作用などを見直してみませんか。

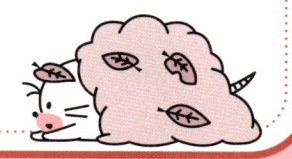

MEMO

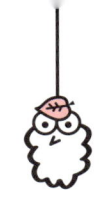

7

テトラサイクリン系薬

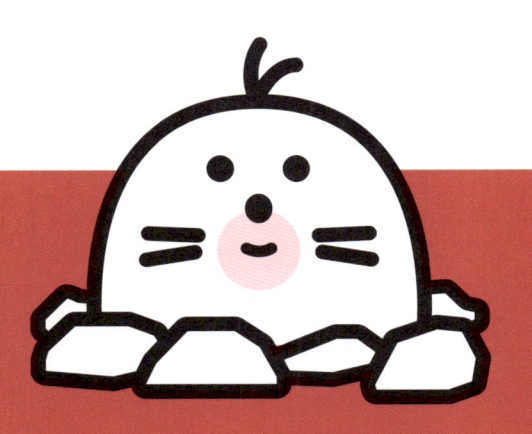

7 テトラサイクリン系薬

POINT

- テトラサイクリン系薬は，4つ（テトラ）の炭素の6員環（サイクル）がつながった構造である。
- 細菌のリボソームの30Sサブユニットに可逆的に結合，蛋白合成を阻害し，静菌的な活性を示すが，高濃度だと殺菌的作用もある。
- テトラサイクリン系薬は，リケッチア（*Rickettsia*）やクラミジア（*Chlamydia*）の細胞内寄生病原体よる感染症の第1選択で用いられる。
- 人畜共通感染症にも使用する。
- ほとんどが肝臓で排泄されるため腎機能による調節は不要である。

テトラサイクリン系薬の発見

初めてのテトラサイクリン系薬（クロルテトラサイクリン）は1940年代，米国の土壌からベンジャミン・M・ダガーによって，放線菌の一種 *Streptomyces aureofaciens* が発見されました。当時治療法がなかった発疹チフスやロッキー山紅斑熱のようなリケッチア症に対して，試験管内で強力な殺菌作用が認められ，1950年代に合成薬としてテトラサイクリンが発売されました。

1960年代には，炭疽菌，熱帯熱マラリア原虫などにも高い抗菌活性を有する第2世代のドキシサイクリン，ミノサイクリンが，その後50年近く経過して，2000年代にミノサイクリンの誘導体として第3世代のグリシルサイクリンであるチゲサイクリンが発売されました。テトラサイクリン系薬は，4つ（テトラ）の炭素の6員環（サイクル）が横につながった構造をしており，側鎖の違いにより薬剤の特徴が異なります。

2001年，アメリカ合衆国で炭疽菌を使ったバイオテロが起きた。

ちょっと変わったテトラサイクリン系薬

テトラサイクリン系薬は，細菌のリボソームの30Sサブユニットに結合することで，リボソームへのアミノアシルtRNA結合が阻害され，蛋白合成を阻害することにより静菌的な活性を示します。30Sサブユニットへの結合が可逆的なため，殺菌効果は少し劣りますが，高濃度では殺菌的な作用も示します。

グラム陰性菌に対しては，カルシウムイオンやマグネシウムイオンで正に荷電し，外膜にあるポーリンを介してペリプラズム内（外膜と細胞膜の間）に入ります。その後，荷電が外れ非荷電テトラサイクリンとなり，内膜に単純拡散し，作用します。

グラム陽性菌に対しては，pH依存の能動輸送で細胞膜内に入ります。そのため，グラム陽性菌からグラム陰性菌まで幅広く作用し，リケッチア（*Rickettsia*），クラミジア（*Chlamydia*），マイコプラズマ（*Mycoplasma*）などの細胞内寄生病原体にも作用します。

さらに，70Sリボソームにも作用するため，マラリア原虫などの真核細胞を持つ微生物にも効果があります。しかし，緑膿菌（*Pseudomonas aeruginosa*）や*Proteus* spp.，*Providencia* spp. などには使用しません。テトラサイクリン系薬は，細菌のヒト細胞への付着を抑制するともいわれています。そのほかミノサイクリンは，感染症以外にも抗炎症作用や免疫抑制作用を期待して関節リウマチや尋常性ざ瘡などに用いることもあります。

テトラサイクリン系薬の耐性

耐性機序は，「排出ポンプによるもの」と「リボソームによるもの」があります。

排出ポンプによる耐性機序は，薬剤を細菌の外に排出することで起こりますが，第1世代テトラサイクリン系薬であるテトラサイクリンのみ耐性化し，第2世代テトラサイクリン（ドキシサイクリンやミノサイクリン）には耐性化しません。

米国など海外では主にビブラマイシンが使用され，日本のみがミノサイクリンを使用している。

　リボソームによる耐性機序は，細菌のリボソームに結合したテトラサイクリン系薬を遊離させることで起こり，第1世代，第2世代のテトラサイクリン系薬（ドキシサイクリンやミノサイクリン）で起こります。

　第3世代のグリシルサイクリンであるチゲサイクリンは，排出ポンプにも認識されにくく，リボゾームへの結合も強いため，どちらの耐性化も示しません。

　細胞内寄生病原体に対しては，肺炎マイコプラズマでの耐性の報告はありませんが，*Mycoplasma hominis* や *Ureaplasma* 属で排出ポンプによるテトラサイクリン系耐性株の増加が報告されています。リケッチア，クラミジア，原虫ではテトラサイクリン系薬の耐性株は発見されていません。

意外と第1選択のあるテトラサイクリン系薬

　グラム陽性菌，陰性菌などの一般細菌，抗酸菌，リケッチア，クラミジア，マイコプラズマなどの細胞内寄生病原体，アクチノミセス（*Actinomyces*）やノカルジア（*Nocardia*）などの放線菌，スピロヘータ，マラリアなどの原虫などにも有効ですが，一般細菌では耐性株が増加しているため，ほかの抗菌薬に優先して選択することはほとんどありません。

　テトラサイクリン系薬は，リケッチア，クラミジアなどの細胞内寄生病原体やボレリア（*Borrelia*）などのスピロヘータによる感染症には第1選択として用います。また，*Stenotrophomonas maltophilia* による肺炎やアシネトバクター（*Acinetobacter*）属によるカテーテル関連血流感染症に対してカルバペネムとの併用，*Vibrio vulnificus* 感染症に対してセフトリアキソン，セフォタキシムまたはセフタジジムとの併用で用いることがあります。マクロライド系薬に耐性のマイコプラズマ肺炎にも有効です。成人マイコプラズマの第1選択薬として考えられています。しかし，重症肺炎にペニシリン系薬とテトラサイクリン系薬を第1選択にする

Acinetobacter 属による感染の約70%は，*A. baumannii* であり，多剤耐性化が問題となっている。

ことはあまりありません。その理由は，お互いに作用を減弱させてしまうためです。

　そのほか，炭疽，ペスト，野兎病によるバイオテロリズムに対する治療や熱帯熱マラリアの予防，猫に引っかかれ*Bartonella henselae*により感染した時（猫ひっかき病）や犬に咬まれ*Pasteurella multocida*に感染した時（パスツレラ症），さらにはライム病やブルセラ病などの人畜共通感染症などにも使用します。その他の適応は，表を参照してください。

テトラサイクリン系薬の薬物動態

　テトラサイクリン系薬はほかの抗菌薬と異なり，日本，米国，欧州での使用量，使用方法にはほとんど差がありません。また，テトラサイクリン系以外の薬のほとんどが肝臓で排泄されるのに対し，テトラサイクリン系薬は胆汁に移行することから，腎機能による調節は不要です。経口薬のバイオアベイラビリティは高く，組織移行性も注射薬とほとんど変わりません。PK/PDパラメータは，AUC/MICであるため，1日の総投与量を増やすことが効果的です。免疫が正常な患者には，AUC/MICを25〜30以上に，免疫が低下している患者には，100〜125以上を目標とすることになっています。また，post-antibiotic effect（PAE）はグラム陽性菌だけではなくグラム陰性菌に対してもあります。

テトラサイクリン系薬の副作用

　悪心・嘔吐，下痢などの消化器障害や光線過敏症（ドキシサイクリンやミノサイクリンは少ない）などの副作用が代表的です。また，8歳未満の小児への投与は，歯牙の着色・エナメル質形成不全を起こすため使用できません。妊婦への投与も一過性の骨発育不全を起こすことがあるため原則投与できません。

　また，溶解度を高めるよう酸性に調整されているため，空腹時に服用すると胃腸障害を起こすことがあり，注射時にも血管痛，

リケッチアによる日本紅斑熱は，2007年以降，年々増加している。

表　テトラサイクリン系薬の適応

呼吸器疾患	非定型肺炎（マイコプラズマ，クラミジア） オウム病 レジオネラ症 市中肺炎
性感染症	性病性リンパ肉芽腫 非淋菌性尿道炎 骨盤内炎症性疾患（PID） 梅毒 精巣上体炎，前立腺炎
その他	リケッチア症（ロッキー山紅斑熱，チフス，Q熱，つつが虫病，日本紅斑熱） ライム病 回帰熱 エーリキア症 ブルセラ症（リファンピシンまたはゲンタマイシンと併用） 鼻疽（ストレプトマイシンと併用） *Vibrio vulnificus* 感染症（セフトリアキソンやセフォタキシム，セフタジジムと併用） アシネトバクター属によるカテーテル関連血流感染症（カルバペネムと併用） 野兎病（ゲンタマイシンと併用） 細菌性血管腫症 猫ひっかき病 犬咬傷，鼠咬症 レプトスピラ症 ヘリコバクターピロリ（多剤併用の1つ） カンピロバクター感染症 ペスト（ストレプトマイシンと併用） 類鼻疽（カルバペネム系薬またはST合剤と併用） MRSA 炭疽 *Stenotrophomonas maltophilia* アクチノミセス症 メフロキン耐性熱帯熱マラリアの予防

マイコプラズマ感染症は，学校保健安全法の中で，急性期は出席停止，全身状態が良くなれば登校可能とされている。

血管炎の原因ともなります。

テトラサイクリン系薬の相互作用

　カルシウム，マグネシウムなどの陽イオンと同時に投与するとキレートを作り，吸収されないので，併用時はずらして服用する必要があります。また，リファンピシンや抗けいれん薬（フェニトインやカルバマゼピンなど）は，テトラサイクリン系薬の代謝を誘導し血中濃度を下げる可能性があります。

テトラサイクリン系薬の特徴

❶ テトラサイクリン（TC，第1世代）

　脂溶性が高いため，組織移行性は良好ですが，半減期は短く，光線過敏症の副作用も多く，耐性菌も増加しているため，あまり使用しません。

❷ ドキシサイクリン（DOXY，第2世代）

　胃・腸管（特に十二指腸）から吸収し，腎臓で約30％排泄され，残りは便として排泄されます。バイオアベイラビリティが高く，臓器移行性が良好（特に副鼻腔，腹水，歯肉，肺）ですが，胸水，骨，皮膚，喀痰への移行はあまりよくありません。第1世代のテトラサイクリンとは違い，半減期が長いため，1日1〜2回の投与が可能です。

❸ ミノサイクリン（MINO，第2世代）

　肝臓で不活性の代謝物に代謝され，腎臓から約10％，便として約20％排泄されます。ドキシサイクリンより数倍脂溶性が高いため，臓器への移行がかなり良好（特に前立腺，尿道，卵管，皮膚，扁桃）で，消化管，胆汁，喀痰その他体液にも移行します。髄液への移行は，ドキシサイクリンの方が少し優っています。中耳内への組織移行性も高いため，前庭神経障害によるめま

肺炎クラミドフィラは人から人へ飛沫感染するが，オウム病クラミドフィラは人から人へは感染せず，鳥から人に感染する。

いや吐き気，不随意運動がドキシサイクリンより多く，ミノサイクリン投与中は自動車の運転や機械の操作，高所での作業等には注意が必要です。

さらに，3カ月以上長期投与する場合，皮膚や口腔内への色素沈着が起こることがあるので注意が必要です。食事の影響は，ドキシサイクリンよりも受けにくく，バイオアベイラビリティも良好とされ，経口薬と注射薬の効果は，ほぼ同じとなっています。注射薬の場合，注射用水では等張にはならないため，溶解時に使用しないよう注意が必要です。

❹ チゲサイクリン（TGC，第3世代）

チゲサイクリンは，ほかのテトラサイクリン系薬と構造は類似していますが，抗菌スペクトラムは大きく異なり，嫌気性菌（*Bacteroidies* や *Clostridioides difficile* など）にも効果があり，MRSA や VRE，基質特異性拡張型βラクタマーゼ（ESBL）産生菌，AmpC 型βラクタマーゼ産生菌，カルバペネマーゼ，メタロβラクタマーゼ産生腸内細菌科，多剤耐性アシネトバクターなどにも効果があります。しかし，緑膿菌（*Pseudomonas aeruginosa*）や *Proteus* spp.，*Providencia* spp. には臨床的効果がありません。広域なスペクトラムのため，乱用は避け，必要な時のみに使用するべきです。

半減期は長く，肝臓で代謝されるため腎機能による用量調節は不要ですが，中程度以上の肝障害時には減量が必要となります。分布容積が非常に大きいため，胆汁や胆嚢内，腸管内濃度は非常に高くなりますが，血中濃度は上がりにくい欠点があるため，菌血症には使用しにくいです。また，骨や髄液には移行しにくく，悪心，吐き気などの消化器症状が多いと言われています。

回帰熱は，菌血症による発熱期と菌血症を起こしていない無熱期を数回繰り返すことに由来する。

> **MEMO**
>
> スピロヘータ
>
> 　スピロヘータはらせん状のグラム陰性菌で，梅毒トレポネーマ（*Treponema pallodium*），レプトスピラ属，ボレリア属が有名である。梅毒トレポネーマ（*Treponema pallodium*）は梅毒の原因菌として知られるが，レプトスピラは，ネズミの尿で汚染された水を介してワイル病を引き起こす。また，ボレリア属には，シラミやダニを媒介して感染し回帰熱を生じる回帰熱ボレリアと，マダニに刺されることで感染しライム病を引き起こすライム病ボレリアが代表的である。

> **MEMO**
>
> *Vibrio vulnificus* 感染症
>
> 　*Vibrio vulnificus* は，腸炎ビブリオやコレラ菌などと同じビブリオ科に属し，1本の鞭毛を持つグラム陰性の通性嫌気性菌であり，桿菌である。海水温20℃以上で増殖するため西日本で多く，10℃以下になると増殖性を失う。加熱に弱く，通常の加熱によって死滅するが，汚染された魚介類摂取後や海水の創部への曝露により人に感染する。*Vibrio vulnificus* 感染症は通常，下痢や腹痛などの消化器症状を起こし，ほとんど重症化しないが，免疫不全者や肝硬変などの肝臓に基礎疾患のある患者では壊死性筋膜炎の起因菌となり，発熱と皮膚軟部組織の症状（蜂窩織炎，壊死性筋膜炎）が生じる。敗血症を引き起こすこともあり，この場合，死亡率は50%を超えると報告されているので注意が必要である。
>
> 　抗菌薬は，セフトリアキソン（またはセフォタキシム or セフタジジム）とテトラサイクリン系薬（またはキノロン系薬）との併用である。最近の報告では，セフォタキシムとシプロフロキサシンの併用の方が，セフォタキシムとミノサイクリンの併用より有意に生存率が高かったとの報告があり，ミノサイクリンが選択されることは少なくなっている[1]。

引用文献

1) Jang HC, et al.：In vivo efficacy of the combination of ciprofloxacin and cefotaxime against Vibrio vulnificus sepsis. PLoS One, 9（6）, 2014

TGC の適応は皮膚や腹腔内感染症に限られていたが，感染症関連4団体が働きかけ，多剤耐性アシネトバクターに使用できるようになった。

問題

問1	テトラサイクリン系薬は、〔放線菌〕の1種から発見された。
問2	テトラサイクリン系薬は、〔4つ〕の炭素の〔6〕員環を持つ構造をしている。
問3	テトラサイクリン系薬は、細菌のリボソームの〔30S〕サブユニットに〔可逆的〕に結合し、蛋白合成を阻害することにより〔静菌的〕な活性を示す。
問4	グラム陰性菌に対しては、〔正〕に荷電したのち、内膜に〔単純拡散〕し作用する。
問5	グラム陽性菌に対しては、〔能動輸送〕で細胞膜内に入る。
問6	テトラサイクリン系薬は、〔リケッチア〕、〔クラミジア〕、〔マイコプラズマ〕に効果がある。
問7	テトラサイクリン系薬は、〔マラリア原虫〕にも効果がある。
問8	ミノサイクリンは、感染症以外にも〔抗炎症作用〕や〔免疫抑制作用〕もある。

解説

テトラサイクリン系薬は，1940年代に米国の土壌からベンジャミン・M・ダガーによって，放線菌の1種である *Streptomyces aureofaciens* から発見された。

テトラサイクリン系薬は，4つ（テトラ）の炭素の6員環（サイクル）が横につながった構造をしており，側鎖の違いにより薬剤の特徴が異なる。

テトラサイクリン系薬は，細菌のリボソームの30Sサブユニットに可逆的に結合することで，リボソームへのアミノアシル-tRNA結合が阻害され，蛋白合成を阻害することにより静菌的な活性を示す。

グラム陰性菌に対しては，カルシウムイオンやマグネシウムイオンで正に荷電し，外膜にあるポーリンを介してペリプラズム内（外膜と細胞膜の間）に入る。その後，荷電が外れ非荷電テトラサイクリンとなり，内膜に単純拡散し，作用します。

グラム陽性菌に対しては，pH依存の能動輸送で細胞膜内に入る。

グラム陽性菌からグラム陰性菌まで幅広く作用し，リケッチア (*Rickettsia*)，クラミジア (*Chlamydia*)，マイコプラズマ (*Mycoplasma*) などの細胞内寄生病原体に作用する。

70Sリボソームにも作用するため，マラリア原虫などの真核細胞を持つ微生物にも効果があるが，耐性化に注意する。

抗炎症作用や免疫抑制作用を期待して，関節リウマチや尋常性ざ瘡などに用いることがある。

テトラサイクリン系薬

問題

問9	耐性機序は，〔排出ポンプ〕によるものと〔リボゾーム〕によるものがある。
問10	ドキシサイクリンやミノサイクリンは〔排出ポンプ〕による耐性化はしない。
問11	チゲサイクリンは，耐性化〔されにくい〕。
問12	テトラサイクリン系薬は，ボレリア属のスピロヘータによる感染症には〔第1選択〕で用いる。
問13	非定型肺炎をカバーする時，ペニシリン系薬とテトラサイクリン系薬を第1選択にすることは〔あり得ない〕。
問14	テトラサイクリン系薬は，猫ひっかき病などの〔人畜共通感染症〕にも用いる。
問15	テトラサイクリン系薬は，腎機能調節が〔不要〕である。
問16	テトラサイクリン系薬のPK/PDパラメータは，〔AUC/MIC〕である。
問17	テトラサイクリン系薬の代表的な副作用は，〔消化器障害〕と〔光線過敏症〕である。

解説

排出ポンプによる耐性機序は，薬剤を細菌の外に排出することで生じ，リボソームによる耐性機序は，細菌のリボソームに結合したテトラサイクリン系薬を遊離させることで生じる。

第1世代テトラサイクリン系薬であるテトラサイクリンのみ耐性化し，第2世代テトラサイクリン（ドキシサイクリンやミノサイクリン）には耐性化しない。

第3世代のグリシルサイクリンであるチゲサイクリンは，排出ポンプにも認識されにくく，リボゾームへの結合も強いため，どちらの耐性化も示さない。

回帰熱を生じる回帰熱ボレリアとライム病を引き起こすライム病ボレリアには，第1選択で使用する。

ペニシリン系薬とテトラサイクリン系薬は，アンタゴニズムのため，お互いに作用を減弱させてしまう。

猫に引っかかれ *Bartonella henselae* により感染した時（猫ひっかき病）や犬に咬まれ *Pasteurella multocida* に感染した時，さらにはライム病やブルセラ病などの人畜共通感染症などにも使用する。

テトラサイクリン以外は，ほとんどが肝臓で排泄されるため（テトラサイクリン系薬は胆汁に移行），腎機能による調節は不要である。

PK/PDパラメータは，AUC/MICであるため，1日の総投与量を増やすことが効果的である。

悪心・嘔吐，下痢などの消化器障害や光線過敏症（ドキシサイクリンやミノサイクリンは少ない）などの副作用が代表的である。

問題

問18	テトラサイクリン系薬は，〔8歳未満の小児〕と〔妊婦〕には，原則投与しない。
問19	テトラサイクリン系薬は，〔制酸薬〕や〔鉄剤〕との併用時にはずらして服用する。
問20	ドキシサイクリンは，〔胸水〕，〔骨〕，〔皮膚〕，〔喀痰〕への移行はあまりよくない。
問21	ミノサイクリンは，ドキシサイクリンより〔脂溶性が高い〕ため，臓器への移行性が良い。
問22	チゲサイクリンは，〔嫌気性菌〕にも効果があるが，〔緑膿菌〕には臨床的効果がない。
問23	チゲサイクリンは，分布容積が非常に〔大きい〕ため，〔血中濃度〕は上がりにくい。

解説

8歳未満の小児への投与は，歯牙の着色・エナメル質形成不全を起こすため行わない。また，妊婦への投与も一過性の骨発育不全を起こすことがあるため原則投与できない。

カルシウム，マグネシウムなどの陽イオンと同時に投与するとキレートを作り，吸収されないので，併用時はずらして服用する必要がある。

副鼻腔や腹水，歯肉，肺には移行が良い。

ミノサイクリンは，ドキシサイクリンより数倍脂溶性が高いため，前立腺，尿道，卵管，皮膚，扁桃などへの移行性が特によく，消化管，胆汁，喀痰その他体液にも移行する。髄液への移行は，ドキシサイクリンの方が少し勝っている。

嫌気性菌やMRSAやVRE，基質特異性拡張型βラクタマーゼ（ESBL）産生菌，AmpC型βラクタマーゼ産生菌，カルバペネマーゼ，メタロβラクタマーゼ産生腸内細菌科，多剤耐性アシネトバクターなどにも効果が，緑膿菌や *Proteus* spp., *Providencia* spp. には臨床的効果がない。

胆汁や胆囊内，腸管内濃度は非常に高くなるが，血中濃度は上がりにくい欠点があるため，菌血症には使用しにくい。骨や髄液にも移行しにくい。

テトラサイクリン系薬のまとめ

　テトラサイクリン系薬は本当にユニークで，唯一無二な抗菌薬かもしれません。「困ったときのミノマイシン」などという言葉をいろいろな臨床の現場で耳にします。ペニシリン系薬やセフェム系薬など β-ラクタム系薬が不応の際に，いわゆる細胞内寄生菌を含めた非定型菌と呼ばれるリケッチアやクラミジアなどに抗菌活性を有しているばかりか，ノカルジアなどの放線菌症，スピロヘータと呼ばれるらせん菌の一部，そしてマラリアなど原虫にも効果を示します。何でもござれの万能選手ぶりです。しかも β-ラクタム系薬の多くが腎排泄ですが，テトラサイクリン系薬はほとんどが肝排泄とされ，腎機能に問題のある高齢者や透析患者にも使用が可能です。

　また，耐性化も比較的起きにくいことが知られています。チゲサイクリンのような耐性菌専用の新薬も登場してきましたし，何よりも世界的に大きな問題となっているマクロライド耐性マイコプラズマに対する第1選択薬として，日本呼吸器学会からミノサイクリンが推奨されました。再び比較的メジャーな病気への適応で大いに注目を集めています。

　一方，悪心，嘔吐や光線過敏，そして子どもにおける歯芽黄染や妊婦への投与における発育不全などエナ

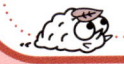

メル形成への影響など，これまた若干ユニークな副作用が見られるため，慎重な投与適応の確認が必要になります。

　上手に使えばこれほど頼りになる薬はありません。ツツガムシ病でのほんの1日程度でスパッと解熱する症例などを経験すれば，その実感は大でしょう。ぜひテトラサイクリン系薬なら？　という場面で推奨してみるといいですよ。

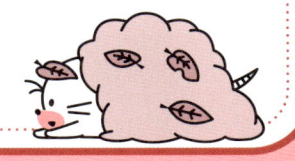

MEMO

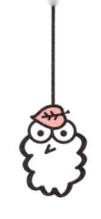

8

抗 MRSA 薬

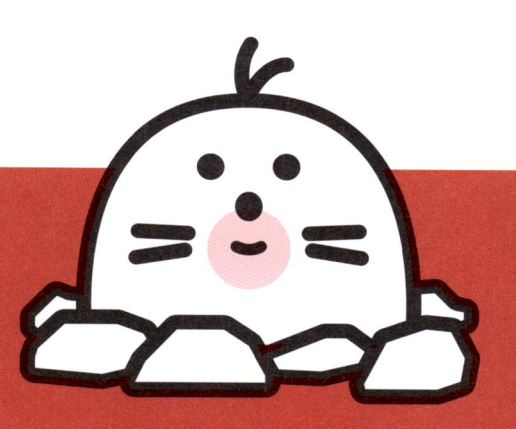

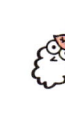

8 抗MRSA薬

POINT

- メチシリン耐性黄色ブドウ球菌（MRSA）に対して使用可能な薬剤には，グリコペプチド系のバンコマイシン，テイコプラニン，環状リポペプチド系のダプトマイシン，オキサゾリジノン系のリネゾリド，テジゾリド，そしてアミノ配糖体系のアルベカシンの6つがある。

- 抗MRSA薬の基本はバンコマイシンである。

- 抗MRSA薬のカテゴリーで説明されがちだが，対象はMRSAだけとは限らない。

- バンコマイシン，テイコプラニン，アルベカシンを使用する際は，TDMを行いながら用量調整をする。

- 抗MRSA薬とひとくくりにされているが，それぞれの薬剤で承認されている適応症が異なるので注意する。

抗MRSA薬の特徴

メチシリン耐性黄色ブドウ球菌（MRSA）に使用可能な薬剤は6つあります。グリコペプチド系のバンコマイシン（VCM），テイコプラニン（TEIC），環状リポペプチド系のダプトマイシン（DAP），オキサゾリジノン系のリネゾリド（LZD），テジゾリド（TZD），そしてアミノ配糖体系のアルベカシン（ABK）です。

❶ バンコマイシン（VCM）

- バンコマイシンは細胞壁合成阻害薬であり，殺菌的に作用する。ほとんどすべてのグラム陽性菌に活性があるが，β-ラクタム系薬に感受性がある細菌であれば，そちらを優先する（この場合，バンコマイシンの効果は明らかに劣る）

- TDMで血中濃度を測定することができる。TDMを行う際はAUC/MIC ＞ 400以上を目標にし，トラフ濃度は10 ～ 20μg/mL

 バンコマイシンのTDM用の母集団パラメータはいろいろある。目の前の患者がそのパラメータに即しているのかよく考えよう。

を維持しておく。最近ではトラフ値のみを目標にすることは推奨されていない。トラフ濃度20μg/mL以上で腎毒性が増大する傾向にある（可逆性）

- 急速に投与するとヒスタミン遊離によるレッドネック症候群が発現するので60分以上かけて（15mg/分）投与する
- 耳毒性に注意する（不可逆性）。これは血中濃度と関係がないと言われており，投与時は常に注意する
- 極性の高い薬剤で，腹水などへの移行性が非常に高い。肺や骨髄，髄液（髄膜炎発症時）などへは血中濃度の20〜50%移行する

❷ テイコプラニン（TEIC）

- 細胞壁合成阻害薬であり，殺菌的に作用する
- TDMで血中濃度を測定することができる
- トラフ濃度は10〜30μg/mLを目標にするが，重症例や複雑性感染ではトラフ濃度を20μg/mL以上に設定する必要がある
- 脂溶性が高く，分布容積が非常に大きいので良好な組織移行性が期待できる。ただし，髄液への移行は不良である
- 分布容積が大きい分，投与初期では十分に血中濃度が上がらない。必ず初期ローディングを行う
- 構造はバンコマイシンと似ているので交差アレルギーは起こり得るものの，安全性の高い薬剤とされていて，より高用量を投与しても腎障害は発現しにくい。ただし，血中濃度トラフ濃度60μg/mL以上で腎毒性が増大する傾向にある。その他の副作用では肝障害，第8脳神経障害（聴力障害）も報告されている
- ヒスタミン遊離によるレッドネック症候群はバンコマイシンに比べると少ない

❸ ダプトマイシン（DAP）

- 細胞膜へ結合し，膜電位の脱分極を引き起こし破壊する。溶菌を伴わず殺菌し，殺菌速度は非常に速い

バンコマイシンの経口薬は基本的に腸管から吸収されないので，*Clostridioides difficile* 感染症にも使用される。

■ 抗 MRSA 薬

- 感染性心内膜炎や人工関節の MRSA 感染症でも効果が期待できるが，ダプトマイシンの活性は肺サーファクタントで阻害されるため，MRSA 肺炎には使用できない
- 皮膚や骨への組織移行性は良好であるため，皮膚軟部組織感染症には十分な実績があるが，髄液への移行は不良である
- 濃度依存性の薬剤であり，1日1回投与が有効である。場合によってはボーラス投与も可能
- 腸球菌への効果は乏しい
- 長期間使用すると MRSA の感受性が低下する可能性がある
- 腎障害は極めて少なく，全般的に安全性は高い。ただし，骨格筋への影響が知られているため，ダプトマイシン使用中にクレアチニンホスホキナーゼ（CPK）を測定する（筋肉痛や疲労感の確認，スタチン系使用中患者など）。ほかに好酸球性肺炎の報告もある

❹ リネゾリド（LZD），テジゾリド（TZD）

- 細菌の蛋白質合成阻害を行う合成抗菌薬で静菌的に作用する
- 蛋白合成の初期段階で抗菌力を示すことから，β-ラクタム系薬，グリコペプチド系薬と全く交差耐性を示さない
- 分子量が小さく組織移行性に優れていて，肺組織，皮膚，骨，髄液などに良好な移行性を示す
- 注射薬以外に経口薬もある。消化管からの吸収率は良く，バイオアベイラビリティはほぼ100％である。注射薬から経口薬へ同じ投与量でスイッチができる
- 薬物動態は腎機能，体重に影響されないので，腎障害患者でも用量調節不要である
- ただし，腎機能低下患者では主要代謝物の AUC が増加するといった報告や，血小板減少症の発現に関連があるといった報告もあり，投与の際は慎重に行う
- 副作用として，血小板減少，貧血などの造血器障害があり，投与期間が2週間を超えるとその頻度は増加する（ただし可逆

 Clostridioides difficile 感染症にバンコマイシンを使用する場合，重症度によって1回 125mg なのか 500mg なのか投与量が変わる。

性）。稀だが視神経障害もある

- わずかながらもモノアミン酸化酵素（MAO）阻害作用を持っているので，セロトニン作動薬が併用されている場合は注意する（錯乱，せん妄，振戦などのセロトニン症候群が起きやすい）
- 第1選択薬となるのは，バンコマイシン，テイコプラニンに効果のないバンコマイシン耐性腸球菌（VRE）感染症くらいである。ただし内用薬があるため，経口可能になった患者に対して注射から内服に切り替えることで入院期間を短縮させることができる

❺ アルベカシン（ABK）

- アミノグリコシド系薬に属していて，蛋白合成阻害作用を示し，殺菌的である
- グラム陰性菌にも活性がある
- 筋肉内注射も可能である
- TDMで血中濃度を確認することができる
- C_{peak}/MICと相関するとされていて，ピーク濃度15～20μg/mL，トラフ濃度2μg/mL以下を目標にする
- 水溶性薬剤であるため，胸水，腹水，滑膜液などへの移行性は良いが，髄液，骨，膿瘍への移行性は悪い
- 副作用として，ほかのアミノグリコシド系薬同様，腎障害，聴力障害に注意する

MRSA以外への使用

これらの薬剤は抗MRSA薬のカテゴリーとしてくくられがちですが，対象はMRSAだけとは限らず，次のような疾病や症状にも使用されます。

❶ 腸球菌感染症

- 臨床的に遭遇する *E. faecium* 感染症は，抗MRSA薬が選択肢に挙がるので，どの抗MRSA薬を使用するか注意する

TDMを行った際，予想以上に血中濃度が上がっていない場合，Augmented Renal Clearance（ARC）が発現している可能性がある。

■ 抗 MRSA 薬

> **MEMO**
>
> 腸球菌の種によって異なる耐性遺伝子
> - vanA 遺伝子を持つと，バンコマイシン，テイコプラニンのどちらにも耐性を持つ
> - vanB 遺伝子を持つと，バンコマイシンには耐性だがテイコプラニンには感受性
> - vanC 遺伝子を持つと，バンコマイシンに低感受性，テイコプラニンは感受性
> * 臨床的に目にするものはほとんどが，*E. faecalis* や *E. faecium* であるため，臨床現場では vanA 型か vanB 型のときの使い分けを知っておけば十分

❷ *Clostridioides difficile* による偽膜性腸炎

- 基本的にはメトロニダゾールが第1選択薬となるが，重症例や再発例の場合はバンコマイシンの経口投与が第1選択薬となる
- ペニシリン耐性肺炎球菌（PRSP）の髄膜炎の際は，セフトリアキソン（CTRX）とバンコマイシンを併用することがある

❸ β-ラクタムアレルギー

- グラム陽性球菌感染症でβ-ラクタム系薬（この場合第1選択薬）を使用したいがβ-ラクタムアレルギーを持つ患者の場合，バンコマイシンが選択肢に挙がる
- ただし，バンコマイシンの効果はβ-ラクタム系薬には劣ることに留意する

抗 MRSA 薬の基本はバンコマイシン

　抗 MRSA 薬として，50年以上の豊富な使用経験を持つ薬剤で，各疾患への適応も多く，MRSA 感染治療の標準薬として間違いはないでしょう。近年 MIC creep（MRSA のバンコマイシンに対する MIC が上昇している）という現象が報告され始め，MIC が2以上になれば，MRSA に対してバンコマイシンが効きにくいかもしれないという報告が出てきました。これもまた，裏を返せばそれ

 テイコプラニンはバンコマイシンに比べて腎障害のリスクは少ないが，半減期が長いので血中濃度が上がりづらい。必ずローディングしよう。

だけ臨床経験が多く，エビデンスが蓄積されてきた結果です。

　感染症の勉強をスタートして，ガイドライン等を見たあなたは，「あれ？　菌血症では第1選択薬にはダプトマイシン（A-1），バンコマイシン（A-2）となっているからダプトマイシンがいいんじゃないの？」と思うかもしれません。そうです。実はバンコマイシンには有効性を示すランダム化比較試験がないのです。なぜなら，この50年，バンコマイシンはMRSA菌血症，感染性心内膜炎の標準治療であったので，この有効性を示す試験を行うならば，対象はプラセボにならざるを得ません。さすがに倫理的にできないというわけです。

　ランダム化比較試験の存在するダプトマイシンであっても，その内容は，黄色ブドウ球菌による菌血症，感染性心内膜炎に対してダプトマイシンは標準薬に劣らないというものでした。つまり標準薬であるバンコマイシンに劣らないということであって，決してバンコマイシンより有効だということではありません。

　抗MRSA薬を使いこなすためには，まずはバンコマイシンについてしっかりと理解しておくことが大事です。血中濃度の測定が可能で，TDMができます。母集団パラメータも数多く報告されており，初回投与からシミュレーションすることも可能です。これは薬剤師のチカラの見せどころだとも言えます。用量設定が不要な薬剤は一見簡単で楽チンと思われますが，感染症のコントロールが不良の時に血中濃度を測定してTDMを行い，「投与量に問題はない，感染症のコントロールが不良なのはほかに原因があるはず」と，薬剤師が自信を持ってディスカッションできるのも血中濃度が確認できる利点だとも言えます。

他剤に切り替える際は
バンコマイシンにない利点を押さえる

　バンコマイシンはエビデンスが多く，ほかの薬剤はあまりエビデンスがないからと頑なにバンコマイシンだけを使うことはお勧

MRSA感染症にバンコマイシンを投与する場合，AUCを400〜600程度にする。トラフ値だけのモニタリングは，もはや推奨されていない。

■ 抗 MRSA 薬

表1　抗MRSA薬の使い分け

医薬品名	切り替えの基準
バンコマイシン	● まずは第1選択薬として使用
テイコプラニン	● 腎障害のある患者 ● バンコマイシンで血中濃度コントロールが不良の場合 ● vanB型のVRE感染症，皮膚軟部組織感染症
ダプトマイシン	● 皮膚軟部組織感染症 ● 菌血症 ● 化膿性骨髄炎・関節炎
リネゾリド テジゾリド	● 腎機能障害のある患者 ● 重症肺炎 ● 注射薬から内服治療へ切り替える場合 ● 嫌気性菌との混合感染 ● vanA型のVRE感染症
アルベカシン	● グラム陰性菌との混合感染の場合

めできません。薬物動態を勉強し，PK/PD理論を勉強していくと，例えばMRSAのバンコマイシンの感受性がMIC＞2の株であればAUC/MIC＞400を維持するのにトラフ濃度25μg/mL以上が必要になってきますし，腎機能が良好な患者であれば，トラフ濃度15μg/mLを維持するだけでも高用量の投与量が必要になります。

　また感染臓器を考えた際に移行性を考慮すると，バンコマイシンよりはるかに良い移行性を持った薬剤もあります。そうした薬理学的なメリットを考えて他剤への切り替えを行いましょう（表1）。

❶ 抗MRSA薬の適応の違いに注意しよう

　バンコマイシン（VCM），テイコプラニン（TEIC），ダプトマイシン（DAP），リネゾリド（LZD），テジゾリド（TZD），アルベカシン（ABK）の抗MRSA薬は当然MRSAによる感染症に対して使用するわけですが，その感染臓器に対して使用できるか，つまり適応症が異なる場合があるので注意が必要です（表2）。

ABK は日本生まれの抗 MRSA 薬。挙動はアミノグリコシドと同じなので，移行性の弱さに注意して欲しい。

表2 抗MRSA薬の適応症の違い

	VCM	TEIC	DAP	LZD	TZD	ABK
敗血症	○	○	○	○	─	○
外傷・熱傷および手術創等の2次感染	○	○	○	○	○	─
感染性心内膜炎	○	─	○	─	─	─
肺炎	○	○	─	○	─	○
肺膿瘍，膿胸	○	○	─	─	─	─
腹膜炎	○	─	─	─	─	─
化膿性髄膜炎	○	─	─	─	─	─
深在性皮膚感染症	─	○	○	○	○	─
慢性膿皮症	─	○	─	○	○	─
慢性呼吸器病変の2次感染	─	○	─	─	─	─
びらん・潰瘍の2次感染	─	─	○	─	○	─
骨髄炎	○	─	─	─	─	─
関節炎	○	─	─	─	─	─
MRSAまたはMRCNS感染が疑われる発熱性好中球減少症	○	─	─	─	─	─

引用文献

1) 日本化学療法学会・日本感染症学会MRSA感染症の治療ガイドライン作成委員会　編：MRSA感染症の治療ガイドライン2024
2) Fowler, VG. Jr, et al. : Daptomycin versus standard therapy for bacteremia and endocarditis caused by Staphylococcus aureus. N Engl J Med, 355 (7) : 653-665, 2006
3) 青木眞：レジデントのための感染症治療マニュアル 第4版，医学書院，2020
4) JAID/JSC感染症治療ガイド・ガイドライン作成委員会　編：JAID/JSC感染症治療ガイド2023，2023

臨床現場では初期診療として「VCM + TAZ/PIPC」を併用しがちだが，腎毒性のリスクを高める報告が多いので注意しよう。

問題

問1	抗 MRSA 薬は MRSA に対してのみ使う。〇か×か。 ×
問2	バンコマイシンの PK/PD パラメータは〔**AUC/MIC**〕であり，TDM を行いながら調整する。
問3	バンコマイシンは水溶性薬物であるため腹水等への移行性が非常に〔**高い**〕。
問4	テイコプラニンは脂溶性が高く，分布容積が〔**大きい**〕ので良好な組織移行性が期待できる。ただし，髄液への移行は不良である。
問5	テイコプラニンは投与初期では血中濃度がなかなか上がらないので〔**初期ローディング**〕を行う。
問6	ダプトマイシンは殺菌的に作用するが，その速度は非常に〔**速い**〕。
問7	ダプトマイシンは肺サーファクタントで活性が不活化される。〇か×か。 〇
問8	ダプトマイシンは腎障害は極めて少なく，全般的に安全性は高い。骨格筋への影響が知られているため，使用中は〔**CPK**〕を測定する。
問9	リネゾリド，テジゾリドは細菌の蛋白合成阻害を行う合成抗菌薬で〔**静菌的**〕に作用する。

解説

名前が抗MRSA薬となっているが，腸球菌感染症やβ-ラクタムアレルギー患者に対して使用する。

AUC/MIC > 400を超えるような設計を目指す。

腹水などへの移行性が非常に高い。そのほか，肺や骨髄，髄液（髄膜炎発症時）などへは血中濃度の20〜50%が移行する。

分布容積が大きいので移行性も高い。脂溶性であることを知っていれば副作用に肝障害などがあることも理解できる。

分布容積が大きいため，投与初期では血中濃度が上がりにくい。1日目，2日目はより高用量の投与設計を行う必要がある。

細胞膜へ結合し，膜電位の脱分極を引き起こし破壊する。溶菌を伴わず殺菌し，殺菌速度は非常に速い。

肺サーファクタントで阻害されるため，MRSA肺炎には使用できない。

ダプトマイシン使用中はクレアチニンホスホキナーゼ（CPK）を測定する。筋肉痛や疲労感の確認など，スタチン系薬使用中患者などには要注意。ほかに好酸球性肺炎の報告もある。

ほかの抗MRSA薬が殺菌的に作用するのに対し，リネゾリド，テジゾリドは静菌的に作用する。

問題

問10	リネゾリド，テジゾリドは分子量が小さいため移行性が〔高い〕。
問11	リネゾリド，テジゾリド内用薬は消化管からの吸収が良くバイオアベイラビリティも良いので内用薬と注射薬の投与量は〔同じ〕でよい。
問12	リネゾリド，テジゾリドは腎機能に関係なく投与可能であるが，副作用として〔造血〕障害に注意する。
問13	アルベカシンは構造的に〔アミノグリコシド〕系薬と同じである。
問14	アルベカシンのPK/PDパラメータは〔C_{peak}/MIC〕でTDMを行いながら投与設計を行う。
問15	バンコマイシンの副作用でレッドネック症候群があるが，これはトラフ値が高いせいで生じる。 ×
問16	リネゾリドを投与する際は，セロトニン活性を有する薬剤を服用していないか注意する。 ○
問17	リネゾリドはMRSAだけでなくVREにも適応がある。 ○

解説

分子量が小さく組織移行性に優れていて，肺組織，皮膚，骨，髄液などに良好な移行性を示す。

注射薬のほか内用薬もある。消化管からの吸収率は良く，バイオアベイラビリティはほぼ100%。注射から経口へ同じ投与量でスイッチができる。

副作用として，血小板減少，貧血などの造血器障害があり，投与期間が2週間を超えるとその頻度は増加する（ただし可逆性）。

アミノグリコシド系薬と同じなので，副作用もまた腎障害や聴力障害に注意する。

C_{peak}/MICと相関するとされていて，ピーク濃度15〜20μg/mL，トラフ濃度2μg/mL以下を目標にする。

トラフ値ではなく点滴速度が速いと生じる。バンコマイシンのヒスタミン遊離作用によるもの。バンコマイシンを投与する際は1,000mg/hr，1回でそれ以上の投与量になる場合は点滴時間を長くするようにする。

リネゾリドは非選択的なモノアミン酸化酵素（MAO）阻害薬である。MAOが阻害されるとセロトニンの濃度が上がり，過剰な状態では，精神状態の変化，自律神経の不安定となってしまう（セロトニン症候群）。セロトニン活性を有する薬剤が中止可能か，リスクとベネフィットを考えて抗MRSA薬の選択を行おう。

VREはVanA型 *E. faecium* 感染症では，バンコマイシン，テイコプラニンに耐性を示すため，ダプトマイシンかリネゾリドが選択肢に挙がるが，適応があるのはリネゾリドのみである。ただ活性が静菌的であること，副作用が重篤であることなどから第1選択になりにくく通常はダプトマイシンを使用する。VanB型 *E. faecium* 感染症では，バンコマイシンに耐性だがテイコプラニンが感受性であるので，テイコプラニンを使用する。

　耐性菌といえばまずはMRSA, そしてTDM（Therapeutic drug mon toring）といえば, 抗菌薬では抗MRSA薬, 特にバンコマイシンですから, 薬剤師の皆さんにとっては最も腕の見せどころとなる薬剤が並びますね。

　バンコマイシンは抗MRSA薬としてのみならず, 内服薬としてクロストリディオイデス・デイフィシルによるCD腸炎・偽膜性大腸炎の第1選択ともなり得る守備範囲の広い薬剤ですね。腎毒性が玉にキズですが, 「毒を持って毒を制する」的な強さを感じさせます。

　もちろん, 現在は前述のTDM理論と実践への応用が進み, かなり安全に使える薬剤と言っても過言ではありません。さらにそれほど組織移行が良いとは言えないものの, 髄液移行などもそれなりに有していることもあり, 多くのβ-ラクタム系薬やその阻害薬, そして同じ抗MRSA薬のダプトマイシンが髄膜炎への適応が難しい中, 髄膜炎でも中心的に使われるのはさすがです。ただ, 髄膜炎では高用量になりがちで, かつ何でも「メロペン＋バンコ」の温床にもなりがちなのでご注意ください！　しかも髄膜炎でのバンコマイシンはMRSAよりも, どちらかというとペニシリン系薬に耐性度が比較的高い肺炎球菌を想定して用いられることが多いことも, 誤解がないようにお願いしたいポ

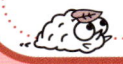

イントです。

　バンコマイシン以外では安全性ならテイコプラニン，組織移行をアップさせるならリネゾリドやテリゾリドもあります。もちろん肺炎には使えませんが，ダプトマイシンはその簡便さと殺菌力の強さで頻用されています。前述のアミノグリコシド系薬アルベカシンもあります。それぞれの得意，不得意を見極めながら，症例に応じた抗MRSA薬を選択，現場に推奨していくのは大いにやりがいがあります。

　診断に関しては，MRSA肺炎が代表的ですが，単なる保菌なのか感染症として治療すべきなのか，医師や臨床検査技師とのコラボレーション，連携で症例に対峙していくことも要求されます。また心内膜炎や骨髄炎でMRSAが原因菌となった場合は，より厳格な治療，外科医師との情報共有，そして長〜い投与期間，患者とのおつき合いが待っています。

　抗MRSA薬を使いこなす醍醐味を本書から少しでも感じていただければ幸いです。

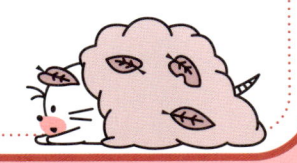

MEMO

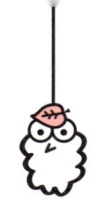

9

Clostridioides difficile 感染症（CDI）治療薬

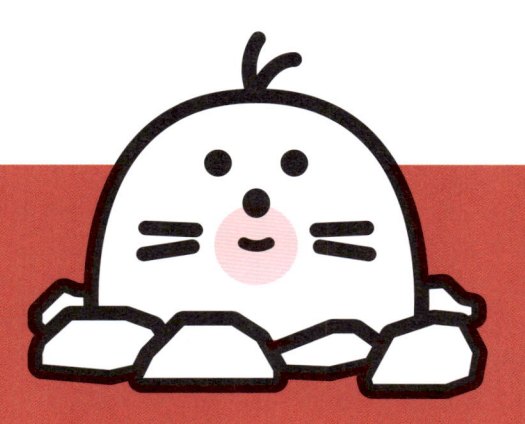

9 *Clostridioides difficile* 感染症（CDI）治療薬

POINT

- *Clostridioides difficile*は，環境により熱，乾燥，薬剤に抵抗を示す芽胞を形成する。

- すべての*C. difficile*が病原性を示すわけではなく，トキシンA，トキシンB，バイナリートキシン（*C. difficile* transferase；CDT）などのトキシンを産生する株が病原性を示す。

- 重症例においてフィダキソマイシンをバンコマイシンと同様，第1選択薬として推奨，再発リスクを有する場合はフィダキソマイシンを推奨する。

- 消毒は，次亜塩素酸ナトリウムやグルタルアルデヒド，過酢酸，紫外線照射が有効で，エタノール，塩化ベンザルコニウムは無効である。

Clostridioides difficile とは？

Clostridioides difficile は2015年までは，ボツリヌス菌と同じ*Clostridium*属に属しており，分類や培養が困難だったため，「difficult clodtridium」と名づけられ，のちに*Clostridium difficile*と呼ばれていました。2016年より表現型，化学分類学，系統発症学による分類に基づいて，名称が*Clostridioides difficile*（*C. difficile*）に変更されました。

Clostridioides difficile は偏性嫌気性のグラム陽性桿菌です。土壌や枯草など自然環境，人や動物の腸管や糞に生息しています。環境により熱，乾燥，薬剤に抵抗を示す芽胞を形成します。大きさは，0.5〜1.9 × 3.0〜16.9μmで，周鞭毛を持ち，液体培地では運動性を有します。周囲の環境に応じて，増殖可能な栄養細胞と厳しい環境に抵抗性の芽胞に形態を変化させます。すべての*C. difficile* が病原性を示すわけではなく，トキシンA，トキシンB，

  C. perfringens は土壌などの自然界に広く生息しており，創傷部位から侵入すると，蜂窩織炎や壊死性筋膜炎，食中毒を起こす。

バイナリートキシン（*C. difficile* transferase；CDT）などのトキシンを産生する株が，病原性を示します。*Clostridioides difficile infection*（CDI）の発症には，トキシンA，トキシンBの両方またはどちらかが関与し，CDTは単独ではCDIの発症には関わりませんが，CDTを産生する *C. difficile* は，重篤なCDIを発症し，死亡率が高いとの報告があります。

抗菌薬は，バンコマイシン，メトロニダゾール，フィダキソマイシン，チゲサイクリンに感性を示しますが，一部でバンコマイシンのMICが4μg/mLの株や，メトロニダゾールとフィダキソマイシンでは治療後に薬剤感受性が低下した株なども報告されています。β-ラクタム系薬，マクロライド系薬は耐性です。

また消毒は，次亜塩素酸ナトリウム（0.1〜0.5％）やグルタルアルデヒド，過酢酸，紫外線照射が有効で，エタノール，塩化ベンザルコニウムには無効です。滅菌は，オートクレーブ（121℃，15分），乾熱処理（180℃，30分以上または160℃，1時間以上），ホルマリン，ガンマ線滅菌が芽胞に対して有効です。

> **MEMO**
>
> 環境消毒
>
> 芽胞は乾燥した環境表面に数カ月間も生存できるといわれている。そこで，通常CDIの患者周辺には芽胞が付着していると考え，消毒用アルコールではなく次亜塩素酸ナトリウムを用いる。洗浄剤や低水準消毒（第4級アンモニウム塩など）は効かないため，注意が必要。次亜塩素酸ナトリウムの濃度は0.1〜0.5％（1,000〜5,000ppm）であれば効果はあるが，臭いや表面の腐食も考慮し，少なくとも0.1%次亜塩素酸ナトリウムを用いて消毒する。
>
> 次亜塩素酸ナトリウムは，有機物があると分解され，殺菌効果が減少するので注意が必要である。また，紫外線や温度によっても分解されるため，高温になる場所や直射日光を避ける必要がある。さらにパルプを含むワイプ類では不活性化が起こるため，ペーパータオルや新聞紙などには浸さないようにする。

C. botulinum（ボツリヌス菌）の毒素は，自然界で最も強いと言われている。

トキシンA，トキシンB，バイナリートキシン

トキシンA（分子量 308 kDa）はエンテロトキシン（腸管毒），トキシンB（分子量 270 kDa）はサイトトキシン（細胞毒）です。これらは，腸管の上支細胞に結合して症状を引き起こします。トキシンBの毒性は，トキシンAの10倍以上といわれています。トキシンA，トキシンB以外にも強毒素のバイナリートキシン（CDT）を産生する株も存在します。

CDIはどこからうつるか

CDIは，下痢が主な症状で，腹痛や発熱を伴うこともあります。腸管内は，偽膜や出血が見られ，重症な場合は，腸管穿孔，中毒性巨大結腸症，麻痺性イレウスを起こします。*C. difficile* は河川や海水，土壌などの環境や動物の腸管に定着しているため，手指などを介して口から摂取され，腸管に侵入します。また，CDI患者との接触により *C. difficile* が腸管に侵入することも多いです。侵入した *C. difficile* は腸管に定着し，新生児から乳児までの無症候性の定着率は20％以上，成人の定着率は，入院環境では約30％，長期介護施設では約50％と言われています。CDIは，抗菌薬や抗がん薬の使用による腸内細菌の乱れや医療行為の暴露などにより，腸管に侵入したトキシン産生の *C. difficile* が過剰増殖し発症します。新生児や乳児が無症状であるのは，幼児の腸管上皮上のトキシンAが結合する受容体が十分に発現していないことが影響していると考えられています。

CDIになりやすい人は？

日本では，高齢者，重篤な基礎疾患，抗菌薬の使用，制酸薬（PPI）の使用，消化管手術前の長期入院などがCDIのリスクと報告されています。基礎疾患としては，慢性腎臓病や炎症性腸疾患（特に潰瘍性大腸炎患者），悪性腫瘍などが挙げられています。抗

Clostridium tenani（破傷風菌）は，刺し傷などの創傷部位から芽胞が侵入することで感染し，毒素を産生する。

菌薬は，特にクリンダマイシンやカルバペネム系薬，セファロスポリン系薬，フルオロキノロン系薬，β-ラクタマーゼ阻害薬配合のペニシリン系薬が発症しやすいとされています。制酸薬では，PPIがH$_2$阻害薬に比べて約38％リスクが増加すると言われています。

再発はあるか？

日本化学療法学会では，再発を「適切な診療を受けたにもかかわらず，CDI発症後8週間以内にCDIを再度発症したもの」と定義しています。CDIは治療しても約3割が再発し，再発した人が再々発する率は高いです。再発リスクは，高齢，CDI治療後の抗菌薬使用歴，CDIの既往歴などがあると高くなります。過去2回以上再発歴がある場合は，オッズ比3.87（P = 0.03）と有意に再発しやすいです。日本の報告では，悪性腫瘍，ICUへの入院，PPIの使用があるとリスクが高くなります。

CDIの治療

主な薬物治療は，経口バンコマイシンとメトロニダゾールです（図1）。この2剤を比較した研究では，経口バンコマイシンはメトロニダゾールに対して臨床効果はリスク比1.08（P = 0.09），また，重症の有無で分けると，臨床効果は，非重症群では，リスク比1.09（P = 0.06），重症群ではリスク比1.19（P = 0.03）となりました。この結果より，臨床効果は，重症でない場合は2剤に差はありませんが，重症な場合は経口バンコマイシンの方が有意に臨床効果が優れていると言えます。

しかし，バンコマイシンの使用量が増えるとバンコマイシン耐性腸球菌（VRE）が増加する可能性がありますので，非重症例では，メトロニダゾール1回500 mg 1日3回10日間，重症例では経口バンコマイシン1回125 mg 1日4回10日間を選択します。ただし，メトロニダゾールは，1,500 mg/日以上の高用量や10日間を

C. difficile の潜伏期間は，2〜3日間と言われており，長くて7日未満である。

■ *Clostridioides difficile* 感染症（CDI）治療薬

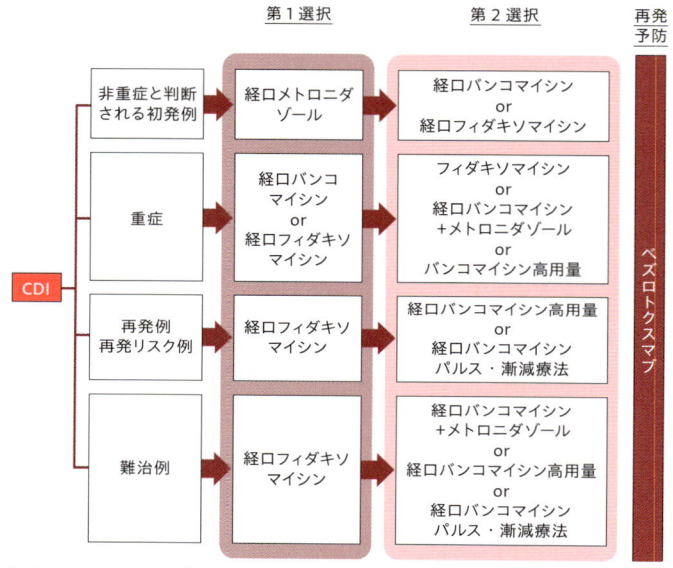

図1　CDIの治療治療

超えて投与する場合に，重篤な中枢・末梢神経障害の副作用に注意が必要です。また，重度な肝障害や腎障害の患者に投与すると，メトロニダゾールのAUCや活性代謝物であるヒドロキシメトロニダゾールのAUCが増大するため，減量や投与間隔を空けるなど慎重に投与すべきです。

　経口バンコマイシンの投与量は，1回125mg 1日4回と1回500mg 1日4回では有効率に差がありません。ただし重症の場合，1日投与量500mg以下と1日投与量500mg超では治癒率64％，60％と差がありません（P = 0.76）が，再発率は12％，2％と高用量の方が低い傾向にあります（P = 0.09％）。また，1回125mg 1日4回でも糞中の濃度は十分量と考えられているため，ルーチンでの高用量投与は推奨していません。しかし，下痢などの回数が多い場合は，糞中の濃度が低くなる可能性があるため，増量を

C.difficile の無症状保菌者も感染源になり得る。

検討する必要があります。

　ショックや低血圧などの重症例の場合，質の高いエビデンスはありませんが，海外などの多くのガイドラインでは1日500mg1日4回の投与が推奨されています。しかし，1日500mgを超える場合は，バンコマイシンの血中濃度の上昇リスクになるため，副作用に注意が必要です。また，経口が困難な場合は，1日500mg1日4回の経腸投与が有効であったとの報告もありますが，投与量に関しては1日250mg～1,000mg1日2～4回の投与方法もあり，決まっていません。なお，経口バンコマイシンのパルス・漸減療法は，その他の治療法が著効しない場合の代替療法の1つですが，バンコマイシンの使用量増加に伴い，VREの発現につながるため，使用するかは要検討です。

　重症患者に対するメトロニダゾールと経口バンコマイシンの併用については，差がないとの報告がある一方，有効との報告もあります。現在，バンコマイシンに効果がない重症CDI治療として，併用療法は選択肢の1つであり，今後も検討する必要があります。

　フィダキソマイシンの再発率は，メトロニダゾールや経口バンコマイシンと比較して有意に低く，治癒維持率もバンコマイシンより高いため，再発リスクの高い患者では第1選択として考慮します。

　プロバイオティクス製剤のCDI治療に関して，日本では腸内細菌の回復を促すとしていますが，海外ではエビデンスに乏しく推奨していません。抗菌薬投与患者におけるCDI予防には，プロバイオティクス製剤を投与することにより発生が減少したと報告がある一方，プロバイオティクス製剤は，菌種や菌株，菌量がさまざまであり一概にエビデンスがあるとは言いにくく，*Saccharomyces boulardii*は，まれにではありますが血管留置カテーテル感染症などの真菌血症の報告があることから免疫不全患者には慎重な投与が必要です。

幼児の多くが，*C. difficile* を保菌している。

■ *Clostridioides difficile* 感染症（CDI）治療薬

ガイドライン2022

2023年1月に出された「*Clostridioides difficile* 感染症診療ガイドライン2022」では，初発の非重症例において再発リスクを有する場合はフィダキソマイシンが推奨されています。さらに，重症群では治癒維持率に有意差はなく，再発率でフィダキソマイシンの方がバンコマイシンより有意に低いため，重症例においてフィダキソマイシンをバンコマイシンと同様，第1選択薬として推奨し，再発リスクを有する場合はフィダキソマイシンを推奨することとなりました。

CDI 治療の薬剤

❶ バンコマイシン（VCM）

- *C. difficile* に対して静菌的
- 経口バンコマイシンは，全く吸収されないため，高濃度で病変部位に到達する
- 治療時には，注射薬ではなく経口薬を用いることも忘れてはならない

❷ メトロニダゾール（MNZ）

- メトロニダゾールは *C. difficile* に対して静菌的
- 上部消化管から吸収され，その一部が大腸に移行するため，消化管から吸収されないバンコマイシンと比べると糞中濃度はかなり低くなるため，経口バンコマイシンよりも治療効果が低いと言われている
- 注意すべき副作用として，重篤な中枢・末梢神経障害がある。投与期間が10日を超える場合や1,500mg/日以上の高用量投与時には，注意が必要
- メトロニダゾールは，肝臓で水酸化，酸化，グルクロン酸抱合により代謝され，その代謝物は主に腎臓から排泄される

C. difficile 感染症は抗菌薬関連下痢症の約3割しか占めていない。

- 重度肝障害患者では血中濃度が上昇する，重度腎障害がある患者でも神経毒性を有すると言われている メトロニダゾール の活性代謝物（ヒドロキシメトロニダゾール）の AUC が上昇するため，減量もしくは投与間隔を空けるなど慎重に投与する必要がある

❸ フィダキソマイシン（FDX）

- バンコマイシンと同様に腸管からほとんど吸収されないが，経口バンコマイシンやメトロニダゾールと違い *C. difficile* に対して殺菌的
- バンコマイシンと比べて post-antibiotic effect を有し，効果持続時間が長く，抗菌スペクトルも狭いため，腸内細菌叢の乱れが少ない
- *C. difficile* の芽胞形成および発芽後の生育を抑制する
- 有効性は，バンコマイシンと比べて非劣性だが，再発の頻度については，フィダキソマイシン がバンコマイシンに比較して有意に再発を抑えたことが報告されている
- 副作用は，吐き気や嘔吐，腹痛などの消化器症状のほか，貧血や好中球減少がある
- このような理由によりフィダキソマイシンの再発率が低くなった可能性が考えられる

❹ ベズロトクスマブ（BEZ）←販売中止

- *C. difficile* のトキシンBと結合して中和するヒトモノクローナル抗体
- CDIの再発リスクの低下が報告されている
- 副作用として，約3％の患者に吐き気や倦怠，発熱，呼吸困難，頭痛，高血圧などの infusion reaction があるので注意が必要

CD に対する耐性もある？

治療薬としては，経口バンコマイシン，メトロニダゾール，

下痢のない患者，*C. difficile* 感染症が治癒した患者には，トキシン抗原検査は推奨されていない。

フィダキソマイシン，チゲサイクリンがありますが，一部でバンコマイシンのMICが4μg/mの株や，メトロニダゾールとフィダキソマイシンでは治療後に薬剤感受性が低下した株なども報告されています。

　薬剤の感受性が低下する機序として，バンコマイシンでは細胞壁の安定化や修飾に関わる遺伝子の変異，メトロニダゾールでは酸化還元反応や鉄代謝の相互作用の変化が報告されています。フィダキソマイシンでは，RNAポリメラーゼの特異変異により耐性を生じます。

再発したらどうする？

　メトロニダゾールと経口バンコマイシンを比較すると，再発率には差がありませんが，再発例での再発率はフィダキソマイシン内服が20％，経口バンコマイシンでは36％と有意に少ない傾向が見られました（P = 0.045）。また，経口バンコマイシンのパルス・漸減療法はCDIの再発に有効であるとの報告があるため，再発を繰り返す場合に選択されます（図2）。さらに，再発を繰り

投与方法1	投与方法2
1日125mg 1日4回　10〜14日	1日125mg 1日4回　1週間
⬇	⬇
1日125mg 1日2回　1週間	1日125mg 1日3回　1週間
⬇	⬇
1日125mg 1日1回　1週間	1日125mg 1日2回　1週間
⬇	⬇
1日125mg 2〜3日に1回　2〜8週間	1日125mg 1日1回　1週間
	⬇
	1日125mg 2日に1回　1週間
	⬇
	1日125mg 3日に1回　1週間

図2　経口バンコマイシンのパルス・漸減療法

C. difficile 感染症に汚染された食器やリネンは，熱湯消毒をすれば再利用可能である。

返す場合，ベズロトクスマブ（抗トキシンＢヒトモノクローナル抗体）は再発抑制効果が高いため，重症化または再発リスクの高いCDIに適応されますが，複数数回投与の効果・安全は確立されていません。

　経口バンコマイシンやフィダキソマイシンが治療抵抗性の場合，免疫グロブリンの投与やバンコマイシンの高用量，糞便移植は明確な治療効果が示されていません。

> **MEMO**
>
> 糞便移植
> 　糞便移植（Fecal Microbiota Transplantation；FMT）は，健康なドナーの糞便を経口もしくは経腸で患者に移植する方法である。投与経路による再発予防効果については，現在，差を認めない。最近では培養した糞便細菌をカプセルに入れ，それを経口投与すると有効であることが報告されている。また，腸内細菌がさまざまな疾患に関連しており，ほかの疾患でも，FMTが注目を浴びている。

CDI患者が出たら何する？

　CDI患者に対する感染予防策は，標準予防策に接触予防策を追加して実施する必要がありますが，下痢が治まってから少なくとも48時間は接触予防策を継続することが，国内外のガイドラインでも推奨されています。下痢が消失しても便中の *C. difficile* を排泄し，環境を汚染する可能性があるためです。また，隔離解除目的に便検査を行うことは推奨されません。

　また，バンコマイシンやメトロニダゾールと比較して，フィダキソマイシンを使用することにより，CDI患者の糞便中や周囲環境中の芽胞数が減少することが報告されているため，アウトブレイク時には，患者隔離や接触予防策，環境整備など基本的な感染対策を実施したうえで，フィダキソマイシンを使用することを考慮してもよいでしょう。

環境表面から人への感染経路は手指である。

問題

問1	*C. difficile* の正式名称は，〔*Clostridioides difficile*〕で，〔グラム陽性桿菌〕である。
問2	*C. difficile* は〔自然環境〕やヒトや動物の〔腸管〕や糞に生息している。
問3	*C. difficile* は〔芽胞〕を生成する。
問4	すべての *C. difficile* が病原性を〔示さない〕。
問5	*C. difficile* は〔トキシンA〕，〔トキシンB〕，〔バイナリートキシン〕を生成する。
問6	*C. difficile* の消毒には，〔次亜塩素酸ナトリウム〕が有効である。
問7	CDIの主な症状は〔下痢〕で，〔腹痛や発熱〕を伴う。
問8	CDIは，〔抗菌薬〕や〔抗がん薬〕の使用により発症することが多い。

解説

2016年より表現型，化学分類学，系統発症学による分類に基づいて，名称が *Clostridioides difficile* に変更となり，偏性嫌気性のグラム陽性桿菌である。

土壌や枯草など自然環境，ヒトや動物の腸管や糞に生息している。

周囲の環境に応じて，増殖可能な栄養細胞と厳しい環境に抵抗性の芽胞に形態を変化させる。芽胞は，熱，乾燥，薬剤に抵抗を示す。

トキシンA，トキシンB，バイナリートキシンなどのトキシンを産生する株が，病原性を示す。

トキシンAはエンテロトキシン（腸管毒），トキシンBはサイトトキシン（細胞毒）である。これらは，腸管の上皮細胞に結合して症状を引き起こす。トキシンA，トキシンB以外にも強毒素のバイナリートキシンを産生する株も存在する。

濃度は，0.1％〜0.5％で使用し，そのほか，グルタルアルデヒド，過酢酸，紫外線照射も有効である。

軽症の場合，1日3〜5回程度の軽度な下痢や軽い腹部不快感が見られ，発熱はないことが多い。

抗菌薬や抗がん薬の使用による腸内細菌の乱れや医療行為の暴露などにより，腸管に侵入したトキシン産生の *C. difficile* が過剰増殖し，発症する。

（問題）

問9	〔新生児〕や〔乳児〕のCDIは無症状である。
問10	非重症例には〔経口メトロニダゾール〕を，重症例には〔経口バンコマイシン〕または〔経口フィダキソマイシン〕が推奨される。
問11	メトロニダゾールを投与する場合，〔重度肝障害〕や〔腎障害患者〕には注意が必要である。
問12	再発例や再発リスクがある場合，〔フィダキソマイシン〕が第1選択である。
問13	*C. difficile* に対して〔静菌的〕なのは，バンコマイシンとメトロニダゾールである。
問14	ベズロトクスマブは，*C. difficile* の〔トキシンB〕に結合する。
問15	CDI患者には，下痢が治まってから少なくとも〔48時間〕は接触予防策を継続する。

解説

新生児や幼児の腸管上皮上のトキシンA が結合する受容体が十分に発現しない。

重症でない場合は2剤に差はないが，重症な場合は経口バンコマイシンの方が有意に臨床効果に優れている。また，フィダキソマイシンの有効性も，バンコマイシンと比べて非劣性である。

メトロニダゾールは，重度な肝障害や腎障害の患者に投与すると，メトロニダゾールのAUCや活性代謝物であるヒドロキシメトロニダゾールのAUCが増大するため，減量や投与間隔を空けるなど慎重に投与すべきである。

フィダキソマイシンの再発率は，メトロニダゾールや経口バンコマイシンと比較して有意に低く，治癒維持率もバンコマイシンより高い。

バンコマイシン，メトロニダゾールは，*C. difficile* に対して静菌的であり，フィダキソマイシンは殺菌的である。

C. difficile のトキシンBと結合して中和するヒトモノクローナル抗体である。

CDI患者に対する感染予防策は，標準予防策に接触予防策を追加して実施する必要があるが，下痢が治まってから少なくとも48時間は接触予防策を継続する。

　抗菌薬の発展がかえって菌交代症としての偽膜性腸炎（クロストリディオイデス・ディフィシル感染症；CDI）を生んだといっても過言ではないかもしれません。そういった意味でCDIは古くて新しい感染症なのでしょう。

　CDIのポイントは，実際は感染症というより症候群であること。すなわち菌を除去すれば終わり，おのずから良くなるという側面はあるものの，「下痢」など消化器症状を診療の基準としている点かもしれません。菌の活動レベルは別として，下痢があってCD抗原陽性なら（トキシンは陰性でも），それはCDIと見なして治療開始対象となり得ますし，10～14日程度の薬剤投与が終わっても，下痢が続いていたら個室管理は継続，症状消失後概ね48時間後を解除基準としている施設が多いのではないでしょうか。よって，より厳密な診断が必要として，遺伝子診断がより重要視されてきているのが，近年の特徴です。

　そして治療。これはバンコマイシン散をいかに使用するか，そしてフィダキソマイシン（商品名ダフクリア）が登場していますので，ガイドラインなどでは，これらをより積極的に使用する方向に進んでいると解釈しています。メトロニダゾールは点滴もありますので便利ですが，一定の神経症状が出ることがあるのは

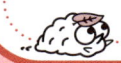

周知の通りです。また，抗菌薬投与の前にプロバイオティクス（整腸剤）の処方だけでも大きく症状が改善することがありますし，そもそも契機となった抗菌薬投与（例えば肺炎でのペニシリン系薬やリンコマイシン系クリンダマイシンなど）がまだ必要なので，オフできないかと吟味し直すところから始めたいですね。

　基本に立ち返って対応する感染症，それがCDIでしょうか。

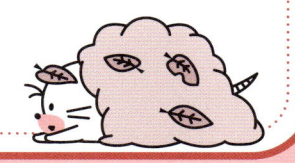

MEMO

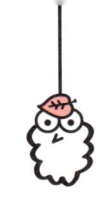

10

抗真菌薬

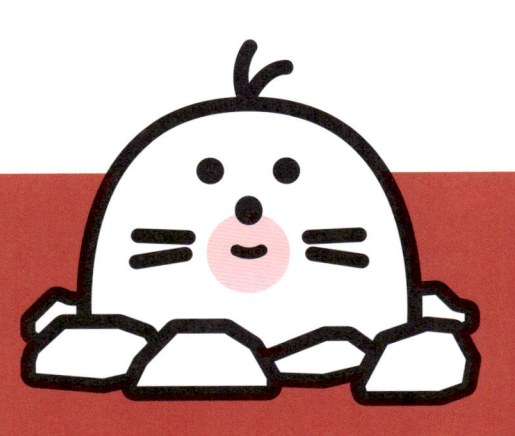

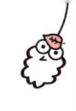

10 抗真菌薬

POINT

- 深在性カンジダ症に用いる抗真菌薬は数が限られているので，各抗真菌薬の特徴を把握しておくことが大切である。

- カンジダ菌血症は死亡率が高いので，治療期間に注意が必要である。

- カンジダ眼内炎は中心静脈栄養（IVH）カテーテル留置例などに多く見られ，菌血症など真菌の全身感染により血行性に真菌が眼内に伝播・感染し，発症する。

- 血液培養で「酵母様真菌が見えた！」と連絡があった場合は，すぐに主治医と抗真菌薬の投与を協議する。

- カンジダ属の菌種に応じた抗真菌薬の提案を行うこともポイントである。

真菌とは

　真菌は一般的に酵母と糸状菌に分類されます。おのおのの原因真菌に対して抗真菌薬は開発・発売されています。主な酵母では，カンジダ属，クリプトコックス属が，主な糸状菌には，アスペルギルス属，ムーコル（接合菌），白癬菌などが，その他としてクリプトコックスなどに分類されています。

　ヒトに病原性を示し感染症を起こすわけですが，白癬菌などが主体の表在性真菌症と敗血症につながることもある深在性真菌症に分けられます。

- 表在性真菌症：足・爪白癬，食道カンジダ症，鵞口瘡症（主に小児）など
- 深在性真菌症：カンジダ菌血症，肺アスペルギルス症など

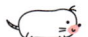 米国で流行した *C. auris* はスーパー耐性真菌といわれ，日本で 2009 年に初めて報告された真菌である。

各真菌の特徴

❶ カンジダ属

- ヒトに親和性が強く，消化管や腟などの粘膜などに皮膚の常在菌として定着している
- カンジダ症の原因菌は*Candida albicans*が最も多い
- 通常は酵母の形態をとり，*C. glabrata*以外は感染すると仮性菌糸を形成する
- 菌種によって薬剤感受性が異なる
  a. *C. glabrata*はフルコナゾール低感受性である
  b. *C. krusei*はフルコナゾールに対して自然耐性である
  c. *C. parapsilosis*は，キャンディン系薬に対する感受性が低い
- 腹膜透析患者における腹膜炎の原因菌となる
- *C. auris*が近年注目されている

❷ アスペルギルス属

- コウジカビ属とも呼ばれる
- 自然環境内に広く生息し，通常，経気道的に生体内に侵入し，上気道または肺に1次感染巣を作る
- *Aspergillus fumigatus*，*A. flavus*，*A. niger*，*A. terreus*が病原性を示す主な菌種
- 建物の改築によって胞子を大量に吸い込み，発症することがある

❸ クリプトコックス属

- 直径4〜8μmの円形または卵円形の酵母菌
- 菌体周囲に厚い莢膜をもっている
- 起因菌は*Cryptococcus neoformans*（国内）と*C. gatti*（海外）が主である
- ハトなどの鳥類の糞，あるいは糞で汚染された土壌から，気道を介して肺クリプトコックス症やクリプトコックス脳髄膜炎を

カンジダ属が複数箇所（尿や喀痰など）検出されて感染は起こしていないが，定着（colonization）している場合はリスク因子となる。

■ 抗真菌薬

　発症する

❹ ムーコル（接合菌）

- 副鼻腔から感染し，脳などへ波及する
- 長期ステロイド内服患者など免疫不全患者に発症しやすい
- ボリコナゾール投与中のブレークスルー感染としての報告も増えている
- 早期発見は困難

真菌感染症

　抗真菌薬の全身投与が必要となる真菌感染症を中心にまとめていきます。

A カンジダ属による感染症

❶ 表在性カンジダ症

- ステロイド投与や長期間の絶食などで免疫機能が低下することで，口腔内や消化管に常在するカンジダ属が日和見感染し発症する
- 食道カンジダ症では，フルコナゾールやイトラコナゾールの全身投与が必要となってくる
- 治療期間は7〜14日間投与する

❷ 深在性カンジダ症

- 広域抗菌薬の長期投与や消化管手術などの粘膜障害によって内因性のカンジダが増殖することにより発症する
- 外因性因子として血管内カテーテル留置により発症することがある
- 具体的な感染症としては，菌血症や腹腔内膿瘍，眼内炎が該当する
- カンジダ属による菌血症は死亡率が高いため，迅速な診断と治療が重要である

  2020年以降発売された新規抗真菌薬は，適応症がそれぞれ異なるので注意が必要である。

表　カンジダ血症のリスク因子

非好中球減少患者におけるカンジダ血症リスク因子	
● 抗菌薬（数，期間）	● TPN
● ステロイド	● 手術（消化器）
● 年齢	● 人工呼吸器装着
● 化学療法	● 腎不全 / 透析
● 悪性腫瘍	● 低栄養
● 過去の colonization	● 長期 ICU 在室
● H_2 ブロッカー	● 重症度
● 中心静脈カテーテル	● カンジダ colonization（複数箇所）

〔Pfaller MA, et al. : Epidemiology of invasive candidiasis : a persistent public health problem. Clin Microbiol Rev, 20（1）: 133-163, 2007 より〕

● カンジダ眼内炎は重篤化すると失明に至ることがあるため，リスク因子が高い患者への服薬指導時には，視野障害などがないかどうかといった確認が必須である（表）
● 治療薬はアゾール系薬，キャンディン系薬が第1選択薬である
● 菌血症の治療期間は，血液培養の陰性化を確認してから最低14日間は必要である
● 発症した際には，治療期間のほか，十分な抗真菌薬の投与量，血管カテーテルの抜去，眼科診察依頼，血液培養陰性化の確認など見落としがないよう注意していくことが大切である

B　アスペルギルス属による感染症

❶ 侵襲性アスペルギルス症

● 長期間の好中球減少を起こす化学療法の際や，免疫抑制剤を長期間服用している際に，空中に浮遊する胞子を吸い込んで肺や副鼻腔に病巣を作る感染症
● 全身に循環していくと播種性感染症となり，脳への侵入は注意が必要
● 治療薬は現時点ではボリコナゾールが第1選択薬であり，代替薬としてリポソーム化アムホテリシンBやキャンディン系がある

フルシトシンは体内でフルオロウラシルへ変換されるため，全身性副作用には注意が必要（ジェネラリストである薬剤師の存在が重要）。

■ 抗真菌薬

● 治療期間は1カ月以上かかることが多い

❷ 慢性壊死性肺アスペルギルス症

● ブラ（気腫性肺嚢胞）などにアスペルギルスが病巣を作って増殖し，緩徐に肺が破壊されていき，肺炎を発症する
● 難治性の呼吸器感染症の第1選択薬は，現時点では侵襲性アスペルギルス症と同じボリコナゾールであり，3カ月から半年間の治療期間を有する

❸ アレルギー性気管支肺アスペルギルス症

● 気道に定着したアスペルギルスによってアレルギー反応が起こり，喘息用発作を起こす感染症
● 起因菌は *A. fumigatus* によるものがほとんどである
● 治療薬は喘息の治療のほか，ステロイドを併用する。治療効果が不十分な際には，抗真菌薬を使用する

C クリプトコックスによる感染症
❶ クリプトコックス髄膜炎

● クリプトコックス髄膜炎は数週から数カ月にかけて進行する全身倦怠感や食欲不振などの非特異的症状で，頭痛，発熱，傾眠，異常行動，意識障害などの中枢神経症状によって発症する
● 治療薬はポリエン系薬であり，治療効果を高めるためフルシトシンやフルコナゾールと併用することが多い。治療期間は数カ月といわれている

D ムーコルによる感染症
❶ 接合菌症

● 造血器腫瘍に対する化学療法中に合併するまれな感染症
● ボリコナゾールやキャンディン系は無効であるが，近年発売されたポサコナゾールやイサブコナゾールは適応を有する

 現在，抗真菌薬で薬物血中濃度測定が可能な抗真菌薬は，ボリコナゾールのみである。

抗真菌薬の特徴と注意点

　初代抗真菌薬のアムホテリシンＢが今から60年前に市場に出て以来，現在までに10種類以上の抗真菌薬が発売されています（図）。抗菌薬に比べて調剤頻度は少ないかもしれませんが，主な抗真菌薬の特徴と注意点をまとめます。

❶ アゾール系薬

- 肝臓のCYPで代謝されるため，薬物間相互作用には注意
- **フルコナゾール（FLCZ）**：カンジダ，クリプトコックスに有効な抗真菌薬で，バイオアベイラビリティが良好であるため注射薬から経口薬へのステップダウンが可能
- **イトラコナゾール（ITCZ）**：フルコナゾールよりも幅広い抗真菌スペクトルを有する（糸状菌カバー）。内服薬の服用タイミングに注意
- **ボリコナゾール（VRCZ）**：イトラコナゾール同様幅広い抗真菌スペクトルを有する。フルコナゾール同様，バイオアベイラビ

昭和	AMPH-B（1962） 5-FC（1979） MCZ（1980）

平成	FLCZ（1989）← カンジダ症の死亡率低下に寄与 ITCZ（1993） MCFG（2002）← 国内初のキャンディン系薬 F-FLCZ（2004） VRCZ（2005） L-AMB（2006）← AMPH-Bの改良 ITCZ注（2007） CPFG（2012）

令和	PSCZ（2020） ISCZ（2022）

（関雅文　編著，石坂敏彦　他：抗菌薬おさらい帳 第2版，p97，じほう，2019をもとに作成）

図　抗真菌薬の歴史

 カスポファンギンは規格によって溶解液量が異なるため，調剤時には注意が必要である。

リティが高く，経口薬へのステップダウンが可能な抗真菌薬である。副作用として，眼症状や肝障害がある

- **ポサコナゾール（PSCZ）**：ボリコナゾールの抗真菌スペクトルに接合菌を含めた幅広いスペクトルを有する
- **イサブコナゾール（ISCZ）**：ほかのアゾール系抗真菌薬に比べ，CYP3A に対する阻害作用が弱く，静注製剤には腎毒性のリスクが知られているスルホブチルエーテルβ-シクロデキストリンナトリウムを添加剤として含有していないため，腎機能障害患者への投与制限がないという特徴を持つ

❷ キャンディン系薬

- カンジダ治療においてはアゾール耐性カンジダに有効であり，アゾール系抗真菌薬で注意の薬物間相互作用はほとんどない
- 腎機能障害患者において減量する必要がないため，カンジダ感染症においてエンピリックに使用しやすい抗真菌薬である
- カンジダや糸状菌と幅広い抗真菌スペクトルを有するが，経口薬が発売されていない
- **カスポファンギン（CPFG）**：肝機能に応じた用量設定がある

❸ ポリエン系薬

- 古くから存在する抗真菌薬で接合菌も含めたほぼすべてのスペクトルを有する抗真菌薬である
- 次に挙げる副作用には注意が必要で，しばしば薬剤師によるモニタリングが重要
  a. 腎機能障害，b. 低カリウム血症，c. 低マグネシウム血症，
  d. 発熱や骨痛などの投与時関連反応

❹ フロロピリミジン系薬

- カンジダとクリプトコックスにスペクトルを有する抗真菌薬である

ボリコナゾールと降圧薬アゼルニジピンを含む薬剤は，相互に使用禁忌として追加されている。

- 単剤で使用すると短期に耐性化を招くため，ほかの抗真菌薬と併用して使用する
- 真菌細胞内でフルオロウラシルへ変換され抗真菌作用を発揮するが，フルオロウラシルは抗がん作用を有するため，骨髄抑制や食欲不振などの副作用に注意する必要がある

抗真菌薬の作用と使用時の注意

　ここからは各薬剤の作用，使用時の注意等についてさらに掘り下げていきます。

❶ アゾール系薬

- アゾール系薬は，小胞体でのエルゴステロールの合成を阻害する。細胞膜の主成分エルゴステロールを失った真菌は成長が阻害される
- 静菌的作用を有する
- アゾール系薬は薬物相互作用に注意する（免疫抑制薬など併用禁忌が多い）
- アゾール系薬の投与開始にあたっては，抗凝固薬のワルファリンの服用有無を確認する（ワルファリンの作用が増強し，著しいINR上昇が現れることがある）
- フルコナゾールは *C. albicans* が起因菌の場合は第1選択薬
- フルコナゾールは *C. glabrata* には低感受性，*C. krusei* には耐性である
- フルコナゾールは糸状菌には適応を有していない
- フルコナゾール内服は，バイオアベイラビリティが90%程度と高く，正常な腸管機能を有する患者では内服薬へのStep Downで使用されることも多い
- フルコナゾールは髄液や眼内への移行が良好である
- ホスフルコナゾールは2日間負荷投与を行う。腎機能正常の場合は，800mg 2日間，維持投与量400mg，腎機能低下時（Ccr

注射用イサブコナゾールはインラインフィルターを通して投与する必要がある。

50未満）は400 mg 2日間，維持投与量200 mg

- イトラコナゾールは糸状菌に適応を有している
- イトラコナゾールは剤形により服用注意点を認識しておく
  a. 錠剤・カプセル剤：空腹時は胃酸の影響を受けるため食事と一緒に内服→食直後の用法
  b. 内用液：空腹時投与（食後投与と比べ，t_{max} 短縮，C_{max} 増加，AUC増加）
- ボリコナゾールはアスペルギルスのほか，フサリウム症，スケドスポリウム症など幅広い真菌に適応を有する。ただし，ムーコルには無効
- ボリコナゾールは*Aspergillus* spp.が起因菌の場合は第1選択薬となる
- 酵母様真菌には静菌的なものの，アスペルギルスには殺菌的に作用する
- 髄液移行性をはじめ組織移行性に優れている
- 日本人を含む東洋人ではボリコナゾールを十分代謝できない poor metabolizer が15〜20％あり，肝障害や視覚障害などの副作用が出やすい
- ボリコナゾールによる視野障害（初期に多く次第に軽減する），肝障害の副作用に注意
- 脂溶性であるため，溶解のために注射薬にはシクロデキストリンを配合しており，シクロデキストリンは腎排泄であるため，注射薬に限っては腎障害時には投与を避ける必要がある
- ポサコナゾールはムーコルを含め糸状菌はカバーするが，カンジダ属には適応を有さない
- ポサコナゾールは「造血幹細胞移植患者または好中球減少が予測される血液悪性腫瘍患者における深在性真菌症の予防」の適応を有する
- ポサコナゾールの錠剤は腸溶錠である
- ポサコナゾールは点滴投与時の溶解液のpHが2.0台と強酸性

ミカファンギンは溶解時，泡立ちやすく泡が消えにくいので，強く振り混ぜないように注意する。

であるため，調製時の曝露には十分注意する

- ●ポサコナゾールはイトラコナゾールやボリコナゾールと同様に強力な CYP3A4 阻害薬（相互作用に注意）である
- ●イサブコナゾールはイサブコナゾニウム硫酸塩の活性代謝物
- ●イサブコナゾールの投与方法は特殊で，1回200 mgを約8時間おきに6回経口投与あるいは点滴静注する。6回目投与の12〜24時間経過後，イサブコナゾールとして1回200 mgを1日1回経口投与あるいは点滴静注する
- ●イサブコナゾールはほかのアゾール系薬と比べて相互作用が少ない
- ●イサブコナゾールは吸湿性を有するので，服用直前にブリスターシートから取り出すよう指導する
- ●イサブコナゾールは点滴投与時注射用水5 mLで溶解した際のpHが1.3〜1.9と強酸性であるため，調製時の曝露に十分注意する
- ●ポサコナゾール，イサブコナゾールは錠剤から静脈注射への切り替えが可能

❷ キャンディン系薬

- ●キャンディン系薬は，細胞壁を構成する1,3-β-D グルカンの合成を阻害して，真菌の細胞壁合成を阻害する
- ●カンジダ属に対しては殺菌的，アスペルギルス属に対しては静菌的に作用する
- ●C. glabrata が起因菌の場合は第1選択薬となる
- ●髄液や眼内への移行性が不良であることにも注意する必要あり
- ●ミカファンギンの薬物相互作用は少ない
- ●ミカファンギンは溶解時に泡立ちやすいので，強く振らないよう注意する
- ●カスポファンギンには真菌感染が疑われる発熱性好中球減少症にも適応がある

ポサコナゾールの重要な基本的注意として，あらかじめ抗凝固薬ワルファリン服用の有無を確認することが挙げられている。

■ 抗真菌薬

● カスポファンギンは肝機能障害の程度により減量する必要がある
● カスポファンギン 70 mg を溶解する際は，250 mL の希釈液に溶解する
● カスポファンギンの希釈液には，生理食塩液または乳酸リンゲル液を用いる
● カスポファンギンの薬物間相互作用は，肝臓のトランスポーターである有機アニオン輸送蛋白質（OATP1B1）を介して発現する。
● カスポファンギンを抗結核薬のリファンピシンや抗てんかん薬のカルバマゼピンなどと併用する際は，投与量を 70 mg/日に増量する

❸ ポリエン系薬

● ポリエン系であるアムホテリシン B は，真菌の細胞膜を構成するエルゴステロールに結合して，細胞膜を破壊する
● 殺菌的作用を有する
● 副作用の頻度が高い（腎障害，電解質異常）
● リポソーム化アムホテリシン B はクリプトコックス髄膜炎において 6 mg/kg/日まで投与可能（通常は 2.5 mg/kg/日）
● クリプトコックス髄膜炎においては，フルシトシン（5-FC）との併用で初期治療の第 1 選択薬となる
● ムーコル（接合菌）にも有効
● リポソーム化アムホテリシン B 投与時は，低カリウム血症，低マグネシウム血症，投与時関連反応（発熱・骨痛など）に注意
● 薬物間相互作用として腎毒性を有するアミノ配糖体やバンコマイシンなどの抗菌薬，利尿薬などとの併用時に腎毒性の発現が高まるため，併用する際は腎機能のモニタリングが重要

❹ フロロピリミジン系薬

● フルシトシン（商品名アンコチル）内服薬のみ

  リポソームアムホテリシン B の投与時関連反応に対し，点滴速度を遅らせるか，ジフェンヒドラミンやアセトアミノフェンなどの投与が↗

- 真菌の DNA，RNA に作用して蛋白合成を阻害
- カンジダ属，クリプトコックス属およびアスペルギルス属に抗菌活性がある
- 髄液含めて組織移行は良好
- 基本的にほかの抗真菌薬と併用投与
- フルオロウラシルに変換されて抗真菌作用を示すため，血液毒性に注意

問題

問1	アゾール系抗真菌薬は，真菌に対して〔**静菌**〕的に作用する。
問2	アゾール系抗真菌薬を調剤する際は，〔**薬物間相互作用**〕が多く患者の服用薬の確認を怠らないようにする。
問3	フルコナゾールはC.〔***glabrata***〕には低感受性，C.〔***krusei***〕には耐性である。
問4	フルコナゾール内服は，バイオアベイラビリティが〔**90**〕％であり，内服薬へのStep Downで使用されることも多い。
問5	イトラコナゾール錠剤・カプセル剤を服用する時の用法は〔**食直後**〕である。イトラコナゾール内用液の用法は〔**空腹時投与**〕である。
問6	ボリコナゾールはアスペルギルスのほか，フサリウム症，スケドスポリウム症など幅広い真菌に適応を有する。ただし，〔**ムーコル**〕には無効である。
問7	日本人を含む東洋人ではボリコナゾールを十分代謝できないpoor metabolizerが15〜20％あり，〔**肝障害**〕や〔**視覚障害**〕などの副作用が出やすい。
問8	ポサコナゾールはムーコル含め糸状菌はカバーするが，〔**カンジダ**〕属には適応を有さない。
問9	ポサコナゾールは点滴投与時の溶解液のpHが〔**強酸性**〕であるため，調製時の曝露には十分注意する。

解説

アスペルギルス属には殺菌的に作用する。

患者が服用している持参薬や他診療科からの処方に注意しておく。

ミカファンギンは *C. parapsilosis* には低感受性である。

アゾール系抗真菌薬のCYP代謝による薬物相互作用には注意が必要である。

●錠剤・カプセル剤：食直後（空腹時は胃酸の影響を受けるため食事と一緒に内服）
●内用液：空腹時投与（食後投与と比べ，t_{max} 短縮，C_{max} 増加，AUC増加）

ムーコルに適応を有する経口抗真菌薬はポサコナゾールとイサブコナゾールである

どのような特徴を持つヒトがpoor metabolizerかはよくわかっていない。

情報提供時には今一度適応症を確認することが大切である。

溶解後のpHが2.0であり，強酸性の薬剤である。病棟薬剤師においては調製者の安全配慮に注意喚起を行う姿勢も大切である。

問題

問10	イサブコナゾールはほかのアゾール系抗真菌薬と比べて相互作用が〔少ない〕。
問11	イサブコナゾールは〔吸湿性〕を有するので，服用直前にブリスターシートから取り出すよう指導する。
問12	キャンディン系抗真菌薬は，カンジダ属に対しては〔殺菌〕的に作用する。
問13	キャンディン系抗真菌薬は髄液や眼内への移行性は〔不良〕である。
問14	ミカファンギンの薬物間相互作用は〔少ない〕。
問15	カスポファンギンには真菌感染が疑われる〔発熱性好中球減少症〕に適応がある。
問16	カスポファンギン70 mgを溶解する際は，〔250〕mLの希釈液に溶解する。
問17	リポソーム化アムホテリシンBはクリプトコックス髄膜炎において〔6〕mg/kg/日まで投与可能である。
問18	リポソーム化アムホテリシンB投与時は，低カリウム血症，低マグネシウム血症，〔投与時関連反応〕に注意する。

イサブコナゾールは，CYP3A を中程度に阻害する。ほかのアゾール系抗真菌薬は CYP3A を強く阻害するため併用禁忌が多い。

乾燥剤が横についている特殊なシートであるため，取り扱う患者以外にも患者家族，医療従事者への服用方法の説明が大切である。

アスペルギルス属に対しては静菌的に作用する。

カンジダ眼内炎が判明した際は，眼内への移行性が悪いためアゾール系抗真菌薬への変更を提案する。

カスポファンギン（CPFG）はタクロリムスやシクロスポリンとの相互作用が報告されている。

長期間免疫が落ちる化学療法施行時には，注意が必要である。

国内，海外で実施された臨床試験において，投与時の薬液濃度が 0.525 mg/mL を超えた場合のデータがないため，70 mg 投与時にもこれを超えない用量として 250 mL が選択された。

通常は 2.5 mg/kg/日である。フルシトシンとの併用でクリプトコックス髄膜炎に対する初期治療の第 1 選択となる。

この反応を予防するために，アセトアミノフェンを事前に服用するプロトコルを作成している施設もある。

抗真菌薬のまとめ

　真菌感染症は意外に一般臨床でも遭遇することが多い感染症でしょう。日和見感染症である前に，広域抗菌薬投与が契機になることも多く，TAZ/PIPCやMEPMが長期にわたって，漫然と投与されている症例や病棟では特に注意です。

　近年のトピックとしては，①カンジダ・アウリス（*C. auris*）やクリプトコックス・ガッティ（*C. gatti*）など耐性もしくは重症化しやすい菌種の存在が明らかとなってきたこと，②治療・予防ではポサコナゾールに続いてイサブコナゾールがわが国でも広く使われるようになってきたことが挙げられるでしょう。

・*C. auris*は，多剤耐性傾向があり，フルコナゾール（FLCZ）に対して80%，アムホテリシンB（AMPH-B）に対して35%が耐性を示し，エキノキャンディン系も含む3系統すべての抗真菌薬に耐性を示す株も報告されており，しばしば治療薬選択に難渋します（Hu S, et al.：Retrospective Analysis of the Clinical Characteristics of *Candida auris* Infection Worldwide From 2009 to 2020. Front Microbiol 12：658329, 2021）。米国CDCは，第1選択薬にMCFGを挙げており，臨床的効果不良もしくは5日を超える持続真菌血症の場合は，L-AMBへの変更を考慮するよう推奨して

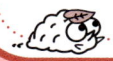

います〔国立感染症研究所：IASR45（No. 528）：20-21, 2024〕。

・*C. gattii* は従来その生息がオーストラリアを中心とする熱帯・亜熱帯地域に限定されており，ヒトへの感染発病は稀とされてきましたが，近年，発病率，死亡率が高いと推定される高病原性 *C. gatti* 症の北米太平洋岸を中心とした発症地域の拡大傾向が指摘されています。北米型と同じ遺伝子パターンを持つ *C. gattii* にわが国で感染した可能性のある症例が報告されたため，注意が必要でしょう（国立感染研ウェブサイト）。

　一方でイサブコナゾールのような強力かつ使いやすい，しかも相互作用や腎毒性の懸念がない薬剤が登場したことは大きな朗報です。移植患者や血液疾患患者の場合，もともとの投与薬剤が多く，病状不良であることもまれではありません。アスペルギルス症やムコール症を発症した際に困ることが多かったのは事実です。多くの日和見患者を救うことができるようになったと同時に，基礎疾患そのものの治療やケアがスムーズになって，患者予後はさらに良くなりそうですね。

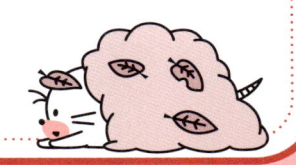

MEMO

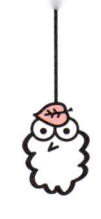

11

抗インフルエンザ薬

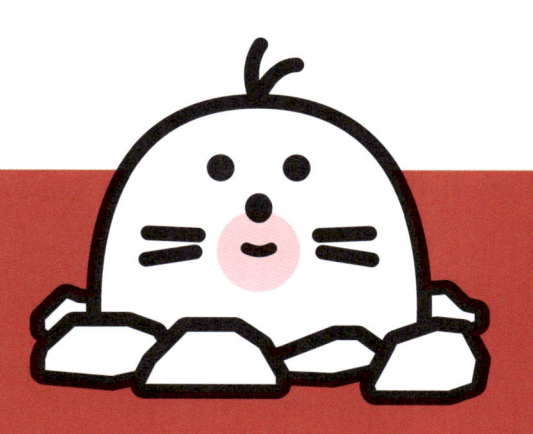

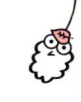

11 抗インフルエンザ薬

POINT

- ● ノイラミニダーゼ阻害薬は剤形が豊富で，患者の服薬状況に応じて選択できるため，薬剤師としての腕の見せどころでもある。
- ● 治療投与と予防投与で用法が異なる薬剤があるので，院内では一覧表を作成しておくとよい。
- ● オセルタミビルは腎機能により減量が必要な薬剤であり，高齢者や透析患者では注意が必要である。
- ● バロキサビルでは体重によって用量が異なり，服薬指導時に患者の体重を再確認する。
- ● インフルエンザ罹患時は，抗インフルエンザ薬の服用有無にかかわらず，異常行動には注意が必要である。

インフルエンザウイルスとは

インフルエンザウイルスは1933年に初めて分離されたウイルスで，小児感染症の主要な原因菌として知られるインフルエンザ桿菌とは異なるものです。1918年にはスペインかぜ，1957年にはアジアかぜ，1968年に香港かぜ，そして2009年には当時新型インフルエンザ（パンデミック2009）として日本国内でも流行したのは記憶に新しいことでしょう。

インフルエンザウイルスはA，B，Cの3つの型に分けられ，このうち流行性を持っている型はA型とB型です。大きさはノロウイルスより大きい0.1μmです。ヒト以外にも，トリやブタに感染する人畜共通感染症の1つでもあります。

A型では抗原を決定するヘマグルチニン（HA）が16種類（H1〜H16），ノイラミニダーゼ（NA）が9種類（N1〜N9）あります。この組み合わせで144種類の亜型が存在し，突然変異を起こしや

 インフルエンザウイルスと Hib 感染症の原因菌 Haemophilus influenza type b は全く異なる。両者ともワクチンによる予防は大切である。

すいため世界的な大流行が起きるといわれています。B型，C型はヒトのみで感染し，A型よりも遺伝子変異が起こりにくく，免疫が長期間続くといわれています。特にC型は1度かかると一生かからないとされています。

インフルエンザウイルスに感染すると，2～3日の潜伏期間を経て，38℃を超える発熱や頭痛，全身倦怠感，筋肉痛や関節痛を認め，7日間程度症状が続きます。高齢者や免疫不全者では呼吸器疾患を発症することで原疾患の悪化や入院や死亡の危険が増していきます。合併症として肺炎が多く，小児では急性脳症の出現に注意する必要があります。

現在，国内では，2013年からA型のH3N2（香港型）とH1N1（パンデミック2009），B型のビクトリア系統と山形系統の4種類が混合されている4価ワクチンがインフルエンザの予防として用いられていますが，B山形株は近年見られないため，2025年度以降3価ワクチンになる方向です。

MEMO

- インフルエンザウイルスの大きさは0.1μm（ノロウイルスよりは大きい）
- A型，B型，C型の3種類
- A型は144の亜型が存在し，突然変異を起こしやすいため世界的な大流行が起きる（1918年：スペインかぜ，1957年：アジアかぜ，1968年：香港かぜ）
- B型，C型はヒトのみで感染し，遺伝子変異が起こりにくく，免疫が長期間続く
- B型では流行はやや小さく，C型は地域的な流行
- 積極的なワクチン接種による予防が推奨されており，接種してから効果が出るまでに2週間ぐらい必要といわれている

ノイラミニダーゼ阻害薬の特徴

インフルエンザウイルスが細胞表面から放出される際に必要な酵素がノイラミニダーゼであり，その酵素を阻害することで，インフルエンザウイルスの放出を抑制し増殖を抑えます。

ザナミビルのディスクヘラーは現在あまり見かけることがないが，使用方法は確認しておこう。

　ノイラミニダーゼ阻害薬には複数の剤形が存在するため，患者に応じた薬剤の選択が重要です。また，抗インフルエンザ薬の服用開始タイミングは，症状の発現から48時間以内が望ましいとされています。

　主な副作用には，嘔気や下痢などの消化器症状，めまい，不眠などの精神神経症状があります。

　では，薬ごとの特徴について学んでいきましょう〔日本感染症学会：日本感染症学会提言「〜抗インフルエンザ薬の使用について〜」（http://www.kansensho.or.jp/modules/guidelines/index.php?content_id=37），同：キャップ依存性エンドヌクレアーゼ阻害薬バロキサビル マルボキシル（商品名ゾフルーザ）の使用についての新たな提言（https://www.kansensho.or.jp/modules/guidelines/index.php?content_id=52）をもとに作成〕。

❶ ザナミビル（外用薬）

- 専用の吸入器（ディスクヘラー）を用いて吸入する
- 慢性呼吸器疾患の治療に使用している吸入薬（短時間作用発現型気管支拡張薬など）を併用する場合には，ザナミビルの前に吸入する
- B型ではオセルタミビルよりも解熱時間が早い
- 予防の場合は36時間以内に吸入する
- 現在まで耐性の報告はほとんど見られない

❷ オセルタミビル（内用薬）

- 腎排泄型の薬剤であるため，腎機能に応じて減量する必要がある
- 2018年8月21日付の厚生労働省医薬・生活衛生局医薬安全対策課長通知により10歳代への処方制限は解除されたものの，異常行動への注意喚起は継続されている
- 食事の影響を受けないが食後の方が消化器系への影響は少ないと考えられている

 鳥インフルエンザウイルス感染症に使用されるファビピラビルは，国家備蓄薬として保管されている。

- B 型にはやや効果が弱い
- 耐性株の出現率は，A（H1N1）pdm09 で 0.8% である

❸ ラニナミビル（外用薬）

- 長時間作用型のノイラミニダーゼ阻害薬である
- 単回吸入で 5 日間オセルタミビル投与と同等の効果を示す
- プロドラッグで，吸入後気管および肺において加水分解を受けラニナミビルの活性体に変換される
- H5N1 鳥インフルエンザウイルスにも有効である
- 小児でも投与可能である
- ジェット式ネブライザを用いて吸入可能な製剤である懸濁液の選択肢がある
- 耐性は報告されていない

❹ ペラミビル（注射薬）

- 1 回の点滴でオセルタミビル 5 日間投与に匹敵するといわれている
- 内服や吸入が困難な重症患者に対しても有効である
- 特に B 型でオセルタミビルに比べて強い活性を示す
- H5N1 鳥インフルエンザウイルスにも強い活性がある
- 腎機能に応じて減量する必要がある
- 耐性株の出現率は，オセルタミビルと同様に，A（H1N1）pdm2009 で 0.8% であり，A（H3N2）および B 型では検出されていない

その他の薬剤の特徴

❶ バロキサビル　マルボキシル（内用薬）

- 2018 年 3 月に発売。インフルエンザウイルスを作るために必要な酵素であるキャップ依存性エンドヌクレアーゼを阻害することで，インフルエンザウイルスの増殖を抑える

 新型コロナウイルス感染症とインフルエンザウイルス感染症の同時流行に注意し，治療薬関連をまとめておくと役に立つ。

■ 抗インフルエンザ薬

- ●1日で治療が完結できる内用薬である
- ●体内からのインフルエンザウイルスの消失時間がオセルタミビルに比べて有意に短い特徴がある
- ●体重により治療・予防用量異なるため，処方時には注意が必要
- ●バロキサビルの投与後に PA/I38X 変異を有するウイルスが一定頻度で分離される。変異を有する場合，ウイルス排泄期間が延長し，初期症状の改善が遅れるが，その後の臨床経過は変異のないウイルスと同様
- ●12歳～19歳および成人の外来患者のインフルエンザの治療において，バロキサビルをオセルタミビルと同等の推奨度で活用することが可能である

❷ アマンタジン（内用薬）

- ●A型ウイルスの膜融合に必要な M2 蛋白を阻害する
- ●2005/2006 シーズンにおいては CDC（米国疾病予防管理センター）より耐性ウイルス増加のため使用しないよう勧告されている
- ●催奇形性がある（妊婦には禁忌）

❸ 麻黄湯（内用薬）

- ●初期インフルエンザの適応がある
- ●麻黄によるウイルスの脱殻抑制作用を持つ
- ●10歳代の未成年にも使用できる
- ●小児用量はエキス剤として 0.1 ～ 0.2 g/kg
- ●A香港型（H3N2）での解熱時間は，ほかの抗インフルエンザ薬とあまり変わらない[1]
- ●ノイラミニダーゼ阻害薬とも併用できるので，新型インフルエンザ流行期にも使用可能である（サイトカイン産生抑制作用あり）
- ●麻黄による動悸や不眠に注意する

2024 年度より小児用のワクチンとして，経鼻弱毒性インフルエンザワクチンが販売され，接種回数が1回で済み，負担軽減が期待される。

> **MEMO**
>
> インフルエンザワクチンは接種後，2週間で効果が発現してくる。移植後の患者，抗がん薬を使用して免疫が落ちている場合などは，接種の時期に注意しながら，予防接種を受けることが大切である。
>
> 最近の話題として，「経鼻」のインフルエンザワクチン（商品名フルミスト）が使用可能となっている。弱毒化された生ワクチンを鼻にスプレーして接種するタイプで，注射を嫌がる小児において接種が期待できる。

高病原性鳥インフルエンザ，新型インフルエンザ

鳥インフルエンザウイルスは，カモやアヒルなどが持つインフルエンザウイルスで，ニワトリなどの「家禽」に感染し，濃厚接触者への感染も認められる強毒株のウイルスです。この高病原性鳥インフルエンザ（H5N1，H7N9）は感染症法で2類感染症に，それ以外の亜型の鳥インフルエンザは4類感染症に指定されています。

また新型インフルエンザは感染症法における類別で，「新型インフルエンザ等感染症」に分類されています。新たにヒトからヒトに感染する能力を有することとなったインフルエンザウイルスで，ほとんどのヒトが免疫を持っていないので，容易にヒトからヒトへ感染拡大する危険性が指摘されています[2]。

治療薬としては，既存のノイラミニダーゼ阻害薬のほかに，RNAポリメラーゼ阻害薬であるファビピラビルが承認されている[3]。

❶ ファビピラビル（内用薬）

- RNAポリメラーゼ阻害薬である
- 分子量157であり吸収良好である
- A，B，Cいずれのインフルエンザウイルスに阻害活性がある
- H5N1感染マウスの死亡をほぼ100％阻止する
- 2016年3月現在，新型インフルエンザが流行しほかの薬が効かないと国が判断した場合に，厚生労働大臣の要請を受けて製

ラニナミビルは単回吸入用のデバイスであるが，リウマチなど手先の操作が困難な場合は，内服薬などへの変更も考慮される。

造を開始するという，条件付きの製造販売承認の医薬品である
● 2014 年の西アフリカで流行したエボラ出血熱対策として注目
されたほか，2020 年 2 月には新型コロナウイルス感染症に対
して治験での投与が開始された。一定の効果も報告されたが，
次々と変異する流行株によって重症化予防や症状改善効果が不
明瞭となり，新型コロナウイルス感染症に対する正式な承認は
見送られている

抗インフルエンザ薬の併用投与

併用投与はさまざまな領域で行われていますが，抗インフルエ
ンザ薬の併用投与を見かけたこともあるかもしれません（例え
ば，内服薬と吸入薬といった剤形が異なるケースなど）。このよ
うな抗インフルエンザ薬の併用投与についての見解が，2024 年
2 月に社会保険診療報酬支払基金より公表されました（「支払基金
における審査の一般的な取扱い（医科）」，https://www.ssk.or.jp/
shinryohoshu/kikin_shinsa_atukai/shinsa_atukai_i/index.files/
atukai_9_060229.pdf）。以下に一部抜粋して紹介します（2025 年
1 月 6 日アクセス）。

> **MEMO**
>
> 抗インフルエンザ薬の併用投与について
> ①抗インフルエンザウイルス薬の併用投与（内服薬 2 種，内服薬と吸入
> 薬，内服薬と注射薬，吸入薬と注射薬）は，原則として認められない。
> ②インフルエンザウイルス感染症のみの場合，抗インフルエンザウイル
> ス薬（内服薬，吸入薬，注射薬）と抗菌薬の併用投与は，原則として
> 認められない。

この理由としては，抗インフルエンザウイルス薬は 1 種でウイ
ルス増殖を抑制するため，複数投薬は過剰と判断されるためで
す。こういった保険情報に関しては，医事課などの他部署にお任
せな施設が多いようですが，医師から薬剤師への問い合わせでは

2023 年 11 月 19 日発出の日本小児科学会の指針において，バロキサ
ビルは 12 歳以上で推奨となった。

実際にこのような保険に関する問い合わせが多々あり，レセプト請求に関しても勉強しておくとよいでしょう。日本の医療は保険診療であることを，今一度念頭に日々の業務を行っていきたいものです。

引用文献

1) Saita M, et al. : The efficacy of ma-huang-tang (maoto) against influenza. Health, 5 (3) : 300-303, 2011
2) 新型インフルエンザ対策閣僚会議：新型インフルエンザ対策行動計画（2011年9月20日，https://www.cas.go.jp/jp/seisaku/ful/kakuryoukaigi/dai1/shiryou.pdf）
3) 森島恒雄　他：平成28〜29年度日本医療研究開発機構 新興・再興感染症に対する革新的医薬品等開発推進研究事業 新型インフルエンザ等への対応に関する研究：成人の新型インフルエンザ治療ガイドライン第2版，2017年11月（https://www.mhlw.go.jp/file/06-Seisakujouhou-10900000-Kenkoukyoku/0000190793.pdf）

抗インフルエンザ薬

ファビピラビルは2024年，マダニ媒介感染症「重症熱性血小板減少候群（SFTS）」の治療薬として承認された。

問題

問1	A型インフルエンザウイルスは〔144〕の亜型に分類され流行しやすい特徴がある。
問2	インフルエンザワクチンには不活化ワクチンと〔生〕ワクチンがある。
問3	インフルエンザウイルス感染症患者に対しては，〔48〕時間以内にノイラミニダーゼ阻害薬を開始することが望ましい。
問4	ノイラミニダーゼ阻害薬のうち，吸入薬を使用する場合は〔気管支攣縮〕などの呼吸器症状の出現に注意する必要がある。
問5	気管支喘息や慢性閉塞性肺疾患で吸入薬を使用している場合，ノイラミニダーゼ狙害薬の吸入は〔2〕番目に吸入する。
問6	ザナミビルは専用のディスクヘラーを用いて吸入するが，〔口角〕に隙間がないようにしっかりとくわえて吸入する。
問7	オセルタミビルは〔腎〕排泄型の薬剤である。
問8	オセルタミビルのドライシロップ製剤は，新生児や1歳未満の乳児には〔3〕mg/kgで投与，1歳以上の幼児には2mg/kgで投与する。
問9	オセルタミビルドライシップ製剤は，製剤瓶の開封後〔4〕週間以内は室温で保存できる。

A型では抗原を決定するHA（ヘマグルチニン）で16種類，NA（ノイラミニダーゼ）で9種類あるため，現時点ではこの組み合わせで144の亜型が存在するとされている。

2024年度より国内において経鼻生ワクチンが小児への適応として接種開始されている。

ノイラミニダーゼ阻害薬はウイルスの増殖を抑える作用があるので，効果を発揮するために48時間以内の投与が望ましい。

インフルエンザウイルス感染症において気道過敏性が亢進することがあるため，気管支攣縮などに注意する。

1番目に抗インフルエンザウイルス薬の吸入を行うと，粒子などによって発作を引き起こすことがあるので，2番目に吸入する

普段使用しないデバイスであるため，いざという時のために使用方法は確認しておく。

オセルタミビルは腎排泄型の薬剤であるため，腎機能に応じた減量が必要な薬剤である。

海外における各年代におけるAUCの治験結果に基づいて用量が異なっている。

医薬品流通不足でオセルタミビルドライシロップが扱えない場合は，臨時的にカプセル剤を脱カプセルして投与することが可能である。

問題

問10	ラニナミビルは単回吸入型のノイラミニダーゼ阻害薬で，〔オセルタミビル〕と同等の効果を示す。
問11	ラニナミビル吸入薬は，1容器につき〔2〕回の吸入動作かつ合計2容器を使用することで治療が完結する。
問12	ラニナミビルを吸入する際は，吸入器の底にある〔空気孔〕を塞がないように吸入する必要がある。
問13	ペラミビルは〔点滴〕が可能なノイラミニダーゼ阻害薬で，内服や吸入が困難な重症患者において使用できる。
問14	ペラミビルは季節性インフルエンザウイルス以外にも〔鳥〕インフルエンザウイルスに対しても有効である。
問15	バロキサビル マルボキシルは〔キャップ依存性エンドヌクレアーゼ〕を阻害することでインフルエンザウイルスの増殖を抑える新規抗インフルエンザ薬である。
問16	バロキサビル マルボキシルの適応は「A型またはB型インフルエンザウイルス感染症の治療およびその予防」であるが，〔10 mg〕製剤には予防投与の適応がない。
問17	バロキサビル マルボキシルは臨床試験においてオセルタミビルに比べて体内からのインフルエンザウイルス消失時間が〔短い〕という特徴を有している。

解説

単回吸入薬であるが，合計2キット吸入することが必要である。

救急外来などにおける服薬指導時は，患者が確実に吸入できるように吸入指導を行う必要がある。

発熱している場合，服薬指導が十分できない場合があるので，ポイントを押さえた指導が重要である

ペラミビルは15分の点滴でオセルタミビル5日間内服と同等の効果を有している点滴静注製剤である。嚥下機能低下などの服薬困難な患者に対しても有効な薬剤である。

ペラミビルは，吸入ができない，内服困難なインフルエンザウイルス感染症患者に対して使用できる唯一のノイラミニダーゼ阻害薬の注射薬である。

バロキサビルのその他の特徴は，単回服用で治療が完結できる簡便さを有することである。

予防投与に関しては保険診療では認められていないので，希望する患者に対しては医療費について説明しておく。

臨床試験において，罹病期間に関してはオセルタミビルと同等であったといわれている。

	問題
問18	〔**アマンタジン**〕はA型インフルエンザウイルス感染症の適応を有するが，近年はその耐性によりほとんど使用されない。
問19	麻黄湯のインフルエンザウイルスに対する作用は〔**脱殻抑制**〕作用であり，10歳代の未成年に対しても処方可能である。
問20	麻黄湯の副作用として，その有効成分である〔**エフェドリン**〕による動悸や不眠に注意する必要がある。
問21	ファビピラビルの作用機序として〔**RNAポリメラーゼ**〕を阻害することにより抗インフルエンザ作用を示す。

解説

A 型インフルエンザウイルス感染症に投与した場合，投与数日でアマンタジンに対する薬剤耐性ウイルスが現れることが報告されている。

小児に漢方薬を服薬させる際は，服薬補助ゼリーやシロップなどを使用すると服用しやすい。

麻黄の有効成分であるエフェドリンは交感神経刺激作用を有している。

鳥インフルエンザ感染症の切り札ともされる抗ウイルス薬である。

抗インフルエンザ薬のまとめ

　抗インフルエンザ薬は最も安定して処方されている抗ウイルス薬でしょう。オセルタミビル（商品名タミフル）が登場してからもう30年近くとなり，そのおおよその使用方針は固まってきたといえます。すなわち，原則投与を考慮すべきである。発症48時間が望ましい，などです。

　逆に投与しなくてもよいのか，発症48時間を超えて投与しても効果があるのか，といった観点から考えると，抗インフルエンザ薬投与による重症化抑制，症状持続時間短縮，ウイルス量減少は確認されており，また48時間を超えても一定の重症化予防効果が特に重篤な患者ほど確認されている，といったこともいえそうです。

　現在ではオセルタミビルのほか，吸入薬のザナミビル（商品名リレンザ）とラニナミビル（商品名イナビル），点滴薬のペラミビル（商品名ラピアクタ），そして全く別機序：Capエンドヌクレアーゼ阻害薬のバロキサビル（商品名ゾフルーザ）と，通常の臨床現場では5薬が出そろい，その特徴を生かした「使い分け」が求められています。

　オセルタミビルを標準薬としつつも，より効率的で変異株を誘導しにくい吸入薬のザナミビルとラニナミ

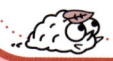

ビル，重症で内服困難者用の点滴薬ペラミビル，そして最も抗ウイルス作用が強力と考えらえる内服薬バロキサビルを「ここぞ」というところで切り札的に使用する，といったところでしょうか。

　バロキサビルはその抗ウイルス作用の強力さゆえに変異株を誘導しがちとされますが，実際に臨床的に問題となることは少なく，小児も含めてむしろ積極的に使用してもいいかもしれません。重要な点は1つの薬に偏らないこと，つまりオセルタミビルばかりであってもかえって変異株が増加するというデータもあり，抗菌薬同様にまんべんなく5つの薬が使われる「多様性」のある処方を心がけたいものです。

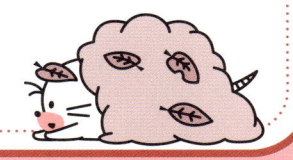

MEMO

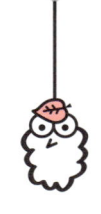

12

抗ヘルペス薬

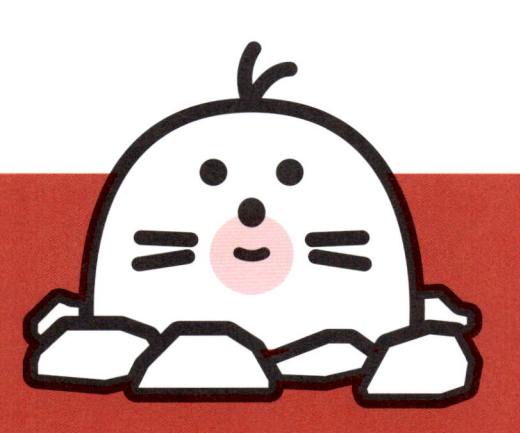

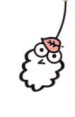

12 抗ヘルペス薬

POINT

- 抗ヘルペス薬の基本はアシクロビルである。
- サイトメガロウイルスの治療薬は，ガンシクロビルが第1選択薬である。
- アシクロビルやガンシクロビルは腎機能によって細かい投与量調節が必要である。
- 内服製剤はプロドラッグ化され，バイオアベイラビリティが改善している。
- アメナメビルは肝代謝型である。

抗ヘルペス薬の基本はアシクロビル

　ウイルスは細胞ではありません。核酸と蛋白質により形成される粒子（ビリオン）です。細菌と異なる増殖過程として，ウイルスのみでは増殖することができないために，ウイルス感染した個体（ヒトなど）の細胞のエネルギーと増殖過程を利用することで増殖することができる点です。このような生態に対して開発されてきた抗ウイルス薬の作用はウイルス感染細胞における遺伝子の複製過程の抑制にあります。

　1974年に開発された代表的な抗ウイルス薬であるアシクロビルは，ヌクレオシド様構造を有していますので，この遺伝子複製過程に入り込むことでそれ以降のヌクレオシド結合を阻害し，抗ウイルス作用を発揮します。部分はありますが環状糖鎖（五炭糖）構造がないという意味を示しています（図）。

　アシクロビルが適応となるウイルスは2本鎖DNAを遺伝子とするヘルペスウイルス科（Human herpes virus；HHV）です。その中でも特に単純ヘルペスウイルス（Herpes simplex virus；HSV）

アシクロビルの内服製剤のバイオアベイラビリティは 10 〜 20% と低いために，注射製剤との切り替えの場合には用量調整に注意が必要である。

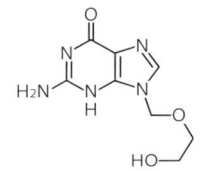

図　アシクロビルの構造

核酸の塩基部分（左上）はあるが，
核酸にはある環状糖部分が欠けて
おり，リン酸構造もない（右下）

type 1（HHV-1），HSV type 2（HHV-2）および水痘帯状疱疹ウイルス（Varicella Zoster virus；VZV，HHV-3）に抗ウイルス効果を発揮します。その具体的な機序は，アシクロビルはヌクレオシド様構造のためリン酸を有しませんが，ウイルスが持っている固有のチミジンキナーゼにより細胞内でリン酸化され，遺伝子複製過程に入り込むことでそれ以降の遺伝子複製をストップさせます。この機構が，アシクロビルがウイルス感染細胞のみに効果を発揮する理由となります。

サイトメガロウイルスにはガンシクロビル

サイトメガロウイルス（Cytomegarl virus；CMV，HHV-5）もヘルペスウイルス科に属します。しかし，CMVがアシクロビルの効果のあるHSV type 1やHSV type 2，VZVとは異なるポイントとして，ウイルス固有のチミジンキナーゼを持たない点が挙げられます。つまり，アシクロビルは遺伝子複製過程に入り込むために必要であったリン酸化を受けることができないため，抗ウイルス効果を発揮できません。そこで開発されたガンシクロビルは従来のチミジンキナーゼではなく，UL97プロテインキナーゼという異なる機序によりリン酸化を受けることが可能であり[1]，さらには細胞内での濃度がアシクロビルに比べて10倍高いことが示されています[2]。これらの理由により，ガンシクロビルはCMVに効果を示すと考えられています。

日本ではまだアシクロビル耐性ヘルペスウイルスの問題は少ないが，
その場合はガンシクロビルを使用する。

腎機能低下患者には細かい投与量調節を

いずれの抗ウイルス薬（アシクロビル，ガンシクロビル）も薬物動態としては腎排泄型の薬物動態を示します。したがって，腎機能低下患者においてはクレアチニンクリアランスに基づいて添付文書に細かく用法用量が記載されているために，その都度参考にする必要があります。

もしも減量が十分になされていなければ，中毒性の副作用としてはアシクロビルでは精神神経症状，ガンシクロビルでは骨髄抑制が有名です。ただし調節が難しい点として，どちらの抗ウイルス薬も，健常人におけるクリアランスが200mL/分以上と大きい一方で，腎排泄率が極めて高い点が挙げられます。糸球体濾過速度はせいぜい100mL/分程度であることを踏まえると，これら抗ウイルス薬は糸球体分泌でも消失されることを示しています。

確かに，尿細管分泌阻害薬であるプロベネシドを併用することにより，腎クリアランスが低下するとの報告があります。そして，ガンシクロビルはトリメトプリム（ST合剤の構成分，サルファ剤）によってもクリアランスが低下します。ガンシクロビルの適応であるサイトメガロウイルス感染症，ST合剤の適応であるニューモシスチス肺炎，いずれも免疫抑制患者に発症する日和見感染症ですので，併用する場面に時折遭遇することに注意が必要です。

さらに，ガンシクロビルの特徴として，製剤的には注射用水による溶液のpHが約11と強アルカリ性であることが挙げられます。したがって，医療従事者の安全を確保する目的で，薬液の調製および投与時には防護メガネ等を使用することが添付文書に記載，推奨されています。

アシクロビルの副作用としては，よく腎機能障害が言われます。その機序は，尿細管におけるアシクロビルの結晶化です。つまりその回避には，十分な水分投与により尿量を稼ぐことになります。シスプラチンのように過剰に輸液する必要はありません

ガンシクロビルはTDMの有用性の報告もある。

が，血管内脱水にならない程度に意識し，外来は飲水励行などで，そのリスクは減るでしょう。

プロドラッグ化された内用薬はバイオアベイラビリティが改善

重症感染症の場合は点滴で投与されるこれら抗ウイルス薬について，軽症時には内服で治療されることも多いです。アシクロビルは内服製剤がありますが，吸収率が極めて低く，1日5回内服が必要です（バイオアベイラビリティ：10〜20%）。ガンシクロビルは吸収されず，内服製剤はありません。そこで，アシクロビルやガンシクロビルをアミノ酸であるバリンでエステル化させてプロドラッグとし，吸収効率を改善させて販売されている内服製剤が，それぞれバラシクロビル（同：50%程度），バルガンシクロビル（同：60%程度）です。

プロドラッグ化されたこれらの製剤の内服回数は，バラシクロビルで1日2回，バルガンシクロビルで1日1回となります。活性本体は同じ化合物なので，抗ウイルス活性は変わらず，腎機能に応じた投与量調整の必要性も変わりません。

ただしバルガンシクロビルの錠剤は添付文書に，「本剤は催奇形性及び発がん性のおそれがあるので錠剤を割らないこと。また，粉砕しないこと」と記載があります。したがって，バルガンシクロビルの投与量調整の際は，ドライシロップ製剤が必要となります。

アメナメビルは肝代謝型

2017年に肝代謝型の抗ヘルペス薬として，アメナメビルが販売開始となりました。適応は帯状疱疹，再発性の単純疱疹であり，腎排泄ではないために多くの患者において用量調節が必要ありません。しかも1日1回でよいことはコンプライアンス向上にも期待できます。

アメナメビルも中枢神経系副作用の可能性が報告されている。

　注意点としては，代謝はCYP3Aで受け，CYP3Aおよび2B6を誘導する点が挙げられます。つまり，CYP3Aの誘導薬であるリファンピシンは併用禁忌となっており，CYP3Aを阻害するグレープフルーツジュースとの飲み合わせにも注意が必要です。また，空腹時投与で効果が減弱（濃度として約半減）することが知られていますので，食後にしっかりと内服してもらう点がとても重要です。そしてまだ後発医薬品がありませんので高価です（2024年12月時点）。いくつかの抗ウイルス薬の選択肢の中から，患者それぞれに合った製剤を選択しましょう。

ヘルペスウイルス科ウイルスと関連する感染症を把握する

　一般の人は「ヘルペスになった」，「帯状疱疹になった」とよく言います。どうもヘルペスウイルス科が起こす感染症をひとくくりに「ヘルペス」と表現されているようです。以下に，ヘルペスウイルス科ウイルスと感染症の関連をまとめました。

MEMO

ヘルペスウイルス科ウイルスと関連する感染症
- 口唇ヘルペス：HSV type 1（HHV-1）が主。まれにHSV type 2（HHV-2）
- 性器ヘルペス：HSV type 2（HHV-2）が主。まれにHSV type 1（HHV-1）
- 単純ヘルペス脳炎：HSV type 1，HSV type 2
- 帯状疱疹：VZV（HHV-3）
- 網膜炎，腸炎，肺炎：CMV（HHV-5）

　なお，HSV type 1は顔面の三叉神経節に，一方，HSV type 2は仙骨神経節に主に潜伏するため，前述のような病態の違いが生じると考えられています[2]。

　アシクロビル（バラシクロビル）やガンシクロビル（バルガンシクロビル）は予防にも使用されます。特に免疫抑制のある人においては，これら抗ヘルペス薬の予防投薬が行われます。アシク

ウイルスは細菌と異なり，可視化できず，抗体価やコピー数で評価することを理解しよう。

ロビル（バラシクロビル）は，血液腫瘍患者における化学療法時の帯状疱疹予防に低用量で使用されます。ガンシクロビル（バルガンシクロビル）は，さらに移植患者（固形臓器移植や造血幹細胞移植など）において，サイトメガロウイルス感染症予防に使用されます。

　近年，サイトメガロウイルス感染症の予防にガンシクロビルが使用され，その有害事象により中断された場合は，想定されるようにサイトメガロウイルス感染症が惹起されるという知見が報告されました。予防投薬の範疇においては，アシクロビルは低用量ですが，ガンシクロビルは通常量が使用されますので，血中濃度測定など有害事象回避への手法が検討されています[3]。

引用文献

1) Littler E, et al. : Human cytomeg alovirus UL97 open reading frame encodes a protein that phosphorylates the antiviral nucleo side analogue ganciclovir. Nature, 358(6382) : 160-162, 1992

2) Southwich FS 編，青木眞 監：感染症診療スタンダードマニュアル第2版，羊土社，p97，2011

3) Katada Y, et al. : Trough ganciclovir concentration as predictor of leukopenia in lung transplant recipients receiving valganciclovir prophylaxis. Transpl Infect Dis, 25(6) : e14141, 2023

抗ヘルペス薬

添付文書にあるガンシクロビルの初期投与とは，最初の1回ではなく，初期の1～2週間の治療のことである。

問題

問1	ウイルスは，核酸と蛋白質により形成される粒子〔ビリオン〕である。
問2	ウイルスは，ウイルスのみで増殖することは〔できない〕。
問3	抗ウイルス薬の作用は，〔遺伝子〕の複製過程の抑制である。
問4	ヌクレオチドは〔塩基（プリン，ピリミジン）〕と〔五炭糖〕で構成され，〔五炭糖〕にさらに〔リン酸〕が結合しヌクレオチドとなる。ヌクレオチドの集合体が〔核酸〕である。
問5	ヘルペスウイルスは〔2本鎖遺伝子〕を遺伝子とする。
問6	アシクロビルはヘルペスウイルス科の中でも〔単純ヘルペスウイルス，Herpes simplex virus：HSV 1 or 2〕と〔水痘・帯状疱疹ウイルス（Varicella Zoster virus：VZV，HHV-3）〕に抗ウイルス効果を発揮する。
問7	アシクロビルは，ウイルスの持っている固有の〔チミジンキナーゼ〕によりリン酸化される。
問8	サイトメガロウイルスの第1選択薬は〔ガンシクロビル〕である。

解説

用語を覚えよう。

薬剤師として当然の知識である。

DNA, RNAなど, ウイルスによって異なる。

本文には解説していないが, 知っておこう。

知っておこう。

知っておこう。

知っておこう。

そのほか, ホスカルネットなどもあるが, 副作用が強いために第2選択薬である。

問題

問9	ガンシクロビルは〔UL97 protein kinase〕という酵素によりリン酸化を受ける。
問10	アシクロビルやガンシクロビルの排泄臓器は〔腎臓〕である。
問11	アシクロビルの有害事象は〔中枢神経症状〕と〔腎後性腎機能障害〕が主である。
問12	ガンシクロビルの有害事象として〔骨髄抑制〕が主である。
問13	アシクロビル，ガンシクロビルの腎排泄は，糸球体ろ過に加えて，〔尿細管分泌〕もある。
問14	ガンシクロビルは〔トリメトプリム〕によってもクリアランスが低下する。
問15	ガンシクロビルの溶解液は〔強アルカリ性〕なので，薬液の調製，投与時には〔防護メガネなど〕が推奨される。
問16	アシクロビルとガンシクロビルは，〔吸収〕向上のために，バリンでプロドラック化されている。
問17	バルガンシクロビルの粉砕は〔催奇形性および発がん性の恐れ〕があるために，推奨されない。

解説

サイトメガロウイルスはアシクロビルをリン酸化しない。

ほとんどが腎排泄である。

用量調節，飲水励行を実践すること。

サイトメガロ感染症でも血小板減少が起こることが知られているので，むしろガンシクロビル投与で改善することもある。有害事象と思いきや，投与量不足の可能性もあるので注意が必要である。

トランスポーターによる能動輸送である。

ST合剤との併用はよくある。

病棟に伝えること。

それぞれバラシクロビル，バルガンシクロビルである。

ドライシロップを使用する。

問題

問18	アメナメビルの消失は〔肝代謝〕である。
問19	アメナメビルの投与方法は，〔1日1回〕である。
問20	アメナメビルの投与タイミングは〔食後〕である。

解説

2017年に発売された。

適応によって用量が異なる点に注意が必要である。

空腹時は吸収が50%低下する。

抗ヘルペス薬のまとめ

　抗ウイルス薬の中でも抗ヘルペスウイルス薬は忘れてはならない薬剤です。単純ヘルペスに対するアシクロビルは脳炎を念頭に，髄膜炎など神経感染症を鑑別する患者では何はともあれカバーすべき・投与すべき薬剤として使用される機会がいいですね。また，帯状疱疹の場合もアシクロビルが頻用されますが，最近はアメナメビル（商品名アメナリーフ）が登場し，より強力な治療が可能になりました。帯状疱疹の場合はウイルスが消失しても帯状疱疹後疼痛が残ることが多く，早めの抗ウイルス薬使用が望ましいです。

　さらにワクチンとして「シングリックス」が登場したため，50歳以上での帯状疱疹予防が大きく前進しています。今後65歳以上での定期接種になる予定です。帯状疱疹は発症すると前述のようになかなか症状が取れにくいなど難しい面もあるため，発症そのものを抑制する戦略は極めて正しいと言えます。

　サイトメガロウイルス（CMV）薬のガンシクロビル（商品名デノシン）とバルガンシクロビル（商品名バリキサ）は臨床の現場でお目にかかることが多いでしょう。CMV感染症の難しいところは診断，主に最近はCMVアンチゲネミア，CMV抗原を発現している細胞の数を持って発症しているか否か，治療するか否か

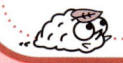

を判断しますが, 血液疾患の血球ゼロに近い状態, しかも発熱したり病状不安定であれば治療対象としますが, 比較的免疫状態が良い, 元気な患者であれば経過観察とする場合があり, ケースバイケースです。

　このような高度な臨床判断が求められる領域ですので, 主治医や感染症科の医師, 薬剤師らの情報共有が特に重要となる分野の薬剤と言えるでしょう。

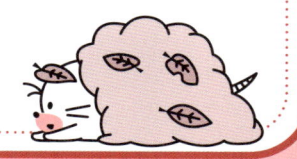

MEMO

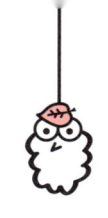

13

抗結核薬

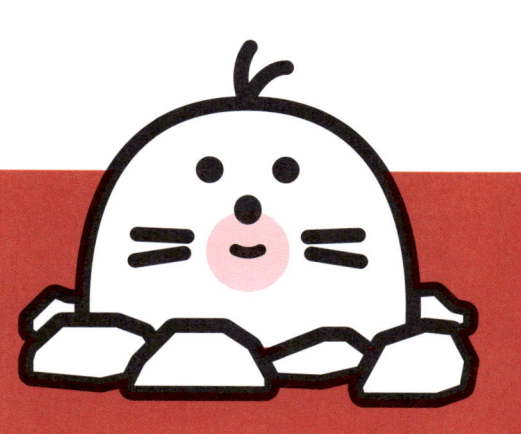

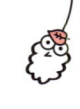

13 抗結核薬

POINT

- 抗結核薬は*Mycobacterium*属特有の細胞壁や増殖過程に作用する。

- 結核は感染後，さまざまな時期・臓器に発症する。

- 結核治療はリファンピシン（RFP），イソニアジド（INH），ピラジナミド（PZA），エタンブトール（EB）〔またはストレプトマイシン（SM）〕の4剤併用を標準とする。

- 治療開始時には肝機能・腎機能や相互作用，痛風の有無などに注意する。

- 確実な内服を徹底し，副作用が出た時は薬剤の中止や減感作療法を検討する。

- 潜在性結核感染症（LTBI）はイソニアジド単独またはリファンピシン＋イソニアジドでの治療を標準とする。

- 非結核性抗酸菌（NTM）感染症ではマクロライド系薬，リファンピシン，エタンブトールなどを標準薬として使用する。

抗酸菌と結核菌

　抗酸菌とは，*Mycobacterium*属の細菌に染色上の特徴からつけられた名前です。*Mycobacterium*属は脂質が豊富な細胞壁を有しており，グラム染色では染まりにくい特徴があります。チール・ニールセン染色や蛍光染色法などの特殊な染色法を使うと染まりますが，いったん染まると酸で脱色されにくく，これが抗酸菌という名前の由来になっています。*Mycobacterium*属には結核菌（*Mycobacterium tuberculosis*）や，いわゆる非結核性抗酸菌（Nontubercular mycobacteria；NTM）である *M. avium*，*M. intracellulare*，*M. kansasii*，*M. abscessus* などが含まれます。これらのうち，*M. avium* や *M. intracellulare* などが原因となる肺NTM

　チール・ニールセン染色では組織は青色に，抗酸菌は赤色に染まる。

症は，肺MAC（*M. avium* complex）症と分類され，肺NTM症のおよそ8割を占めます[1]。*Mycobacterium*属は前述の通り，一般細菌と細胞壁の構造が異なるため，β-ラクタム系薬などの抗菌薬が無効です。そのため，抗酸菌感染症の治療には，抗酸菌特有の細胞壁合成や増殖過程を阻害する薬剤，つまり抗結核薬が必要となります。

結核の病態と症状

結核は結核菌が引き起こす感染症です。結核菌は経気道的に肺へと侵入し，肺胞に定着し感染が成立します。体内に定着した結核菌は好中球やマクロファージに貪食されますが，一部の結核菌はマクロファージ内で増殖し，死滅させることができません。そこで，感染したマクロファージは，周辺に肉芽組織を形成し，その内部に結核菌を閉じ込めます。肉芽組織内には酸素が供給されないため，結核菌は増殖することができなくなります。

人体はこのように結核菌の増殖を防ぐわけですが，一方でこの肉芽組織内の結核菌は死滅するわけではなくひっそりと生存し続けます。そのため，結核菌は何十年も体内に潜伏したのちに再燃・発症することがあり，細胞性免疫が低下した患者で注意が必要になります。

特に，高齢患者，HIV感染症や糖尿病などがある患者，プレドニゾロン，TNF-α阻害薬（インフリキシマブ，エタネルセプトなど）といった薬剤を使用している患者で再燃のリスクが高いと報告されています[2]。初感染のうちの6〜7%の患者は感染後2年以内に結核を発症し，3〜4%は感染後2年以降に結核を発症しますが，残りの90%は発症することなく天寿を全うします。

肺結核の症状は咳，喀痰，微熱が典型的で，胸痛，呼吸困難，血痰，全身倦怠感，食欲不振を伴うこともありますが，感染初期には無症状の場合も少なくありません。一方，結核菌が肺以外の臓器にも感染を起こすこともあり，それらは肺外結核と呼称され

クオンティフェロン（QFT）検査により結核菌既感染の有無を調べることができる。

ます。肺外結核としては，結核性胸膜炎，骨・関節結核（脊椎カリエスなど），腸結核，全身に播種した粟粒結核などがあります。肺結核も肺外結核の治療薬の考え方は同一となりますが，肺結核は周囲へ感染を広げる恐れがあるため，空気感染予防策（陰圧個室管理，N95マスクの着用）などの対応が必要となります。肺外結核は基本的に感染性がありませんが，感染臓器の薬物移行性を考慮する必要があります。また，重症度が高いことが多いので，それに合わせて治療期間を延長するなどの対応が必要となります。

結核の治療

結核治療にはリファンピシン（RFP），リファブチン（RBT），イソニアジド（INH），ピラジナミド（PZA），エタンブトール（EB），ストレプトマイシン（SM）などのファーストライン抗結核薬が主に使用されます。一方，レボフロキサシン（LVFX）などのキノロン系薬，カナマイシン（KM），パラアミノサリチル酸（PAS），ベダキリン（BDQ）などはセカンドライン抗結核薬に分類され，ファーストライン抗結核薬に比べると抗菌薬は劣るものの，多剤併用で効果が期待できる薬と位置づけられています。

結核菌の中には少数ながら耐性菌が含まれています。単剤で治療を行うと，耐性菌の選択圧が高まり，耐性菌が出現しやすくなります。そのため結核の初回治療は，リファンピシン＋イソニアジド＋ピラジナミド＋エタンブトール（またはストレプトマイシン）の4剤併用を2カ月間投与し，その後リファンピシン＋イソニアジドを4カ月間投与する多剤併用療法が標準となります。再治療例，粟粒結核や結核性髄膜炎などの重症結核，排菌陰性化遅延，免疫低下を伴う合併症，免疫抑制剤の使用などがある場合は，リファンピシン＋イソニアジドの投与期間を3カ月延長し，7カ月とします[3]。イソニアジドとリファンピシンは標準治療の有効性に特に大きく影響しており，これらの薬剤が副作用や耐性などのために使用できない場合は治療に難渋することになります。

結核は約7万年前から存在すると言われ，5,000年前のミイラからも結核菌の痕跡が見つかっている。

抗結核薬各論

　抗結核薬の各薬剤はそれぞれに特徴があります。1つずつ確認しましょう。治療開始時にはこれら各薬剤の特徴を把握し，患者の背景等の情報もしっかりと評価することが重要です。

❶ リファンピシン（RFP）

- リファンピシンはDNA依存性RNAポリメラーゼを阻害し，RNA合成を阻害することで抗結核作用を示す
- 結核治療における中心的な薬剤だが，CYP3A4を誘導しさまざまな薬剤と相互作用を示すため，併用する薬剤に注意が必要
- 副作用として，アレルギー症状や肝障害・腎障害，血小板減少などがある。涙，尿，汗がオレンジ色に染まるため，事前に患者に伝えておく必要がある
- 薬物相互作用や副作用によってリファンピシンが使用できない場合はリファブチンでの代用が可能

> **MEMO**
>
> 　特にHIV感染患者では，薬物相互作用の多い抗HIV薬を内服しており，リファンピシンと併用不可の場合も少なくないため，リファブチンを使用することが多くある。

❷ イソニアジド（INH）

- イソニアジドはミコール酸の合成を阻害することで結核菌の細胞壁合成を阻害する [4, 5]
- 核酸の生合成阻害や，糖およびアミノ酸代謝の阻害等の作用も持つと考えられている [6, 7]
- 副作用として特に肝障害と末梢神経障害に注意が必要
- 末梢神経障害はビタミンB_6の不足が原因と考えられており，予防としてビタミンB_6を併用する

❸ ピラジナミド（PZA）

- ピラジナミドは結核菌の中でピラジン酸に代謝され，脂肪酸の合成を阻害すると考えられている[8]
- 副作用としてはやはり肝障害に注意が必要
- ピラジン酸は尿酸の排泄を抑制するので高尿酸血症を発現しやすく，痛風患者への投与は避ける

❹ エタンブトール（EB）

- エタンブトールは結核菌が持つアラビノシル・トランスフェラーゼを阻害し，細胞壁成分の1つであるアラビノガラクタンの合成を阻害することで静菌活性を発揮する
- 副作用として，視神経炎に注意が必要。眼のかすみや色調の変化を訴えることが多く，日々の生活の中で視覚の変化にいち早く気づいてもらうよう指導する

❺ ストレプトマイシン（SM）

- ストレプトマイシンはアミノグリコシド系抗菌薬であり，結核菌の16Sリボソーム RNA に非可逆的に結合し，蛋白合成を阻害することで抗菌効果を発揮する
- ストレプトマイシンは消化管からの吸収が悪いため，注射薬で経静脈的に投与する必要がある
- 副作用としては内耳（第Ⅷ脳）神経障害が発現することがある。症状として，めまい，耳鳴，聴力障害などが起こる
- 副作用による聴力障害（耳毒性）は不可逆性と言われており，出現時には投与をすぐにやめる
- めまいによる転倒などにも注意が必要

結核治療とアドヒアランス

　結核治療において，患者のアドヒアランスは非常に重要です。抗結核薬のアドヒアランスの不良は，培養の陰性化までの時間を

イソニアジド末と乳糖を混合すると着色するため，賦形剤にはデンプン末などが使用される。

延長し，耐性化のリスクを増加させ，治療期間を延長します[9]。結核患者のアドヒアランスを維持して治療効果を高め，耐性菌の蔓延を防止することを目的として，WHOは1994年にDOTS（直接監視下短期化学療法）戦略を提唱しました[10]。わが国においても2001年からDOTSが導入され始め，2003年には厚生労働省から「日本版DOTS戦略」が発表されました。現在，DOTSは国の結核対策として実施されており，入院中は直接監視下で内服させます。直接監視が難しい外来では，服薬中断リスクに応じて服薬確認の頻度や方法を決定します。

治療開始後は，アドヒアランスの確認と同じくらい副作用の確認も重要となります。標準治療中に起こりやすい副作用としては，皮疹や肝機能障害などがあります。多剤を併用しているため，どの薬剤が被疑薬かを判断するのは簡単ではありません。症状が重症の場合は，いったんすべての薬剤を休薬し，1剤ずつ再開していくなどの対応をとります。リファンピシンやイソニアジドは前述の通り効果への影響が強いため，可能な限り内服が継続できるように対応しますが，どうしても使用できない場合はレボフロキサシンなどキノロン系のセカンドライン抗結核薬などを使用することになります。

LTBIの治療

結核菌に感染はしているものの，発症はしていない状態を潜在性結核感染症（latent tuberculosis infection；LTBI）と呼びます。臨床的には，インターフェロンγ遊離試験またはツベルクリン反応検査にて結核菌の感染があると判定されるも，胸部X線検査や細菌学的検査等で活動性の病変が認めない場合に，LTBIと診断されます。接触者検診などでこれらの検査が陽性となり，LTBIと診断されるパターンが多く存在します。LTBIと診断され，かつ発病リスクが高い患者は治療が必要です。LTBIの治療には，イソニアジド単剤を6〜9カ月，あるいはイソニアジド/リファン

外来でのDOTSは，医療機関，保健所，服薬支援者の連携・協働により実施される。

ピシンを3〜4カ月のいずれかを投与しますが，イソニアジドに耐性の場合はリファンピシン単剤を4カ月投与します[11]。LTBIの治療もアドヒアランスは重要なので，結核と同様DOTSの対象となります。

肺MAC症の治療

肺MAC症を含む肺NTM症は，結核と異なり基本的にはヒト−ヒト感染を起こしません。NTMは基本的には自然界の土壌，水，ほこりなどに存在しており，NTMを含むエアロゾルを経気道的に吸引することで感染が成立します。

肺MAC症の症状は結核と比較し軽いことが多いですが，治療は結核よりも長期になります。肺MAC症の治療にはクラリスロマイシンまたはアジスロマイシンのマクロライド系薬がキードラッグとなり，リファンピシンとエタンブトールを加えた3剤併用療法が標準療法となります。治療期間は，排菌陰性化確認後，12カ月以上が推奨されています[12]。治療を6カ月以上行っても排菌陰性化が確認できない場合は難治性と判断され，アミカシンの点滴またはリポソーム吸入（商品名アリケイス）を追加します。

引用文献

1) 倉島篤行：7年ぶりに行われた肺非結核性抗酸菌症全国調査結果について．結核，90（5）：605-606，2015

2) Horsburgh CR Jr, et al.：Clinical practice. Latent tuberculosis infection in the United States. N Engl J Med, 364（15）：1441-1448, 2011

3) 日本結核・被結核性抗酸菌症学会教育・用語委員会：結核症の基礎知識（改訂第5版）．結核，96（3）：93-123，2021

4) Takayama K, et al.：Site of inhibitory action of isoniazid in the synthesis of mycolic acids in Mycobacterium tuberculosis. J Lipid Res, 6（4）：308-317, 1975

5) Slayden RA, et al.：Isoriazid affects multiple components of the type II fatty acid synthase system of Mycobacterium tuberculosis. Mol Microbiol, 38（3）：514-525, 2000

6) Youatt J：A review of the action of isoniazid. Am Rev Respir Dis, 99（5）：

抗酸菌のうち *M.abscessus* などは培地上で7日以内に発育し，迅速発育菌と呼ばれる。一方，*M. avium*，*M.intracellulare*，*M. kansasii* ↗

729-749, 1969

7) Davis WB, et al. : Specificity of isoniazid on growth inhibition and competition for an oxidized nicotinamide adenine dinucleotide regulatory site on the electron transport pathway in Mycobacterium phlei. Antimicrob Agents Chemother, 12 (2) : 213-218, 1977

8) Zimhony O, et al. : Pyrazinamide inhibits the eukaryotic-like fatty acid synthetase I (FASI) of Mycobacterium tuberculosis. Nat Med, 6 (9) : 1043-1047, 2000

9) Pablos-Méndez A, et al. : Nonadherence in tuberculosis treatment : predictors and consequences in New York City. Am J Med, 102 (2) : 164-170, 1997

10) World Health Organization : What is DOTS? : a guide to understanding the WHO-recommended TB control strategy known as DOTS. (https://apps.who.int/iris/handle/10665/65979)

11) 日本結核病学会予防委員会・治療委員会：潜在性結核感染症治療レジメンの見直し．結核，94(10)：515-518，2019

12) Daley CL, et al. : Treatment of Nontuberculous Mycobacterial Pulmonary Disease : An Official ATS/ERS/ESCMID/IDSA Clinical Practice Guideline. Clin Infect Dis, 71 (4) : 905-913, 2020

抗結核薬

↘などは発育に 7 日以上必要で遅発育菌と呼ばれる。

問題

問1	*Mycobacterium*属は〔**脂質**〕が豊富な細胞壁を有しており，グラム染色で染まりにくいため，〔**チール・ニールセン**〕染色など特殊な染色法を用いる。
問2	結核の原因菌は，*Mycobacterium*〔***tuberculosis***〕（結核菌）である。結核菌以外の*Mycobacterium*属を〔**非結核性抗酸菌：NTM**〕と呼び，そのうち *M. avium* や *M. intracellulare* が起こす感染症を〔**MAC症**〕と呼ぶ。
問3	結核菌は，〔**経気道**〕的に侵入し，〔**肺胞**〕に定着することで感染が成立する。感染のうち〔**90**〕％は結核を発症しないが，6〜7％は感染後〔**2**〕年以内に結核を発症し，3〜4％はそれ以降に結核を発症する。
問4	肺結核は周囲へ結核菌感染を広げる恐れがあるため，〔**空気感染予防策**〕が必要となる。具体的には〔**陰圧個室管理**〕や医療者の〔**N95マスク**〕の装着などの対応である。
問5	結核治療の標準治療は，〔**リファンピシン**〕・〔**イソニアジド**〕・〔**ピラジナミド**〕に，〔**エタンブトール**〕または〔**ストレプトマイシン**〕を加えた4剤を2カ月投与したあと，〔**リファンピシン**〕・〔**イソニアジド**〕を4カ月投与する。
問6	ファーストライン抗結核薬のうち，〔**イソニアジド**〕と〔**リファンピシン**〕は標準治療の有効性に特に大きく影響しており，これらの薬剤が使用できない場合は治療に難渋する。
問7	リファンピシンは〔**CYP3A4**〕を誘導するため，併用薬との相互作用に注意が必要である。相互作用が理由でリファンピシンが使用できない場合は，〔**リファブチン**〕を使用することができる。
問8	イソニアジドは副作用として〔**肝障害**〕と〔**末梢神経障害**〕に注意し，必要な場合は副作用予防として〔**ビタミンB$_6$**〕を併用する。

解説

チール・ニールセン染色等でいったん染まると，酸やアルコールなどで脱色されにくく，これが「抗酸菌」の名前の由来となっている。

肺 NTM 症の8割を肺 MAC 症が占める。

細胞性免疫が低下した患者などで再燃のリスクが高くなるため注意が必要である。

肺結核の空洞病変には大量の結核菌が存在し，咳やくしゃみで出る飛沫にのって空気中に飛び散り，周りの水分が蒸発すると飛沫核となり空気中を漂う。そのため，飛沫よりも広範囲に結核菌が広がり，感染を起こす。これを空気感染という。

再治療例，粟状結核や結核性髄膜炎などの重症結核，排菌陰性化遅延，免疫低下を伴う合併症，免疫抑制剤の使用などがある場合は，リファンピシン＋イソニアジドの投与期間を3カ月延長し，7カ月とする。

副作用（特に皮疹）が発生した場合は，可能な限り被疑薬を明らかにし，それ以外を使用できるよう配慮する。

特に抗 HIV 薬には CYP3A4 で阻害される薬剤が多く，リファブチンがよく用いられる。

末梢神経障害はビタミン B_6 の不足により出現すると考えられている。

問題

問9	ピラジナミドに〔尿酸〕の排泄を遅延させるため，〔痛風〕の既往を持つ患者では投与を避ける。
問10	エタンブトールは〔視神経炎〕の出現に注意が必要で，〔視覚〕の変化に気をつけるよう患者に指導する。
問11	ストレプトマイシンは〔経静脈〕的に投与する必要がある。副作用として〔内耳（第Ⅷ脳）神経障害〕による〔めまい〕，耳鳴，〔聴力障害〕がある。
問12	抗結核薬のアドヒアランスが不良だと〔治療期間の延長〕や〔結核菌の耐性化〕のリスクが増加する。服薬アドヒアランスの維持・向上させるためには〔直接監視下短期化学療法：DOTS〕が有用である。
問13	標準治療中には〔皮疹〕や〔肝障害〕が副作用として起こりやすい。ファーストライン抗結核薬が副作用で使用できない場合は，〔レボフロキサシン〕などのセカンドライン抗結核薬を併用する。
問14	結核菌は感染しているものの，症状は出ていない状態を〔潜在性結核感染症：LTBI〕と呼ぶ。発症のリスクが高いと判断されれば治療対象となり，〔イソニアジド〕単剤を6〜9カ月，もしくは〔イソニアジド＋リファンピシン〕を3〜4カ月投与する。
問15	肺MAC症の治療期間は結核よりも〔長く〕なり，排菌陰性化確認後〔12〕カ月の治療が推奨される。
問16	肺MAC症治療では〔マクロライド系（クラリスロマイシンまたはアジスロマイシン）〕がキードラッグとなり，〔リファンピシン〕と〔エタンブトール〕を加えた3剤併用療法が標準療法となる。

解説

肝障害もよく出現するため注意が必要。

定期的に症状の有無を確認することが重要である。

ストレプトマイシンは消化管からの吸収が悪いので，注射薬を投与する。また，聴力障害は不可逆のため，出現時にはすぐに投与を中止する必要がある。

DOTSを行う場合，入院中は直接監視下で内服させる。直接監視が難しい外来では，服薬中断リスクに応じて服薬確認の頻度や方法を決定する。

被疑薬がどれか判別するのは難しいので，症状が重たい場合は，いったんすべての薬剤を休薬し，1剤ずつ再開していくなどの対応が必要となる。特にリファンピシンとイソニアジドは可能な限り継続できるように対応する。

インターフェロンγ遊離試験またはツベルクリン反応検査にて結核菌の感染があると判定されるも，胸部X線検査や細菌学的検査等で活動性の病変が認めない場合に，LTBIと診断される。

治療を6カ月行っても排菌陰性化が確認できない場合は難治性と判断される。

難治性の場合はアミカシンの点滴またはリボソーム吸入の追加を考慮する。

抗結核薬のまとめ

　抗結核薬は近年，話題満載です。「結核診療ガイドライン2024」が刊行され，IGRA検査の有用性，特に免疫不全者での解釈や胸部CTや複数回の喀痰検査など診断面のほか，治療面に関して80歳以上でのピラジナミドの適応，免疫抑制患者や肺外結核患者での感受性結核標準治療の3カ月延長の意義，イソニアジド（INH）やリファンピシン（RFP）投与時に副作用が生じた場合の対応，そしてステロイド薬の適応など以前から議論になっていた点がClinical Question（CQ）としてメタ解析され，その結果に基づいて，多くが弱くではありますが推奨されるようになりました。

　また，多剤耐性結核の薬として承認されているデラマニド（DLM）とベダキリン（BDQ）のほか，結核薬として承認されていないが，国際的には承認されて保険診療上結核に使用しても査定されない薬としてリネゾリド（LZD）とクロファジミン（CFZ）が認められ，キノロン系薬耐性を含めた耐性結核の治療は大きく前進しつつあります。さらにINH+PZA+EBにRFP+LZDもしくはBDQ+LZDを合わせた5剤でRFP感受性の一般的な結核治療をわずか8週で終了できる可能性が示唆されました（Panton NI et al.：Treatment Strategy for Rifampin-Susceptible Tuberculosis. N Engl J Med, 388（10）：

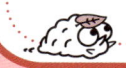

873-887, 2023)。

　非結核性抗酸菌症の中では *Mycobacterium abscessus complex* の治療が問題となっており，その中でマクロライド感受性の *M. massiliense* とマクロライド耐性の *M. abscessus* を正確に鑑別，診断しようとする指針やキットが準備されており，今後の臨床応用の広がりが期待されます。

　また，非結核性抗酸菌における診療では，何といってもアミカシンリポゾーム吸入懸濁液（商品名アリケイス）です。難治性で知られる *M. abscessus* への有用性が示されました。*M. avium/M. intracellular* 感染症以外への適応が期待されています。

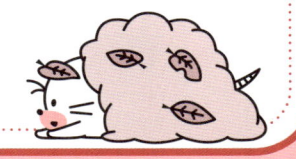

MEMO

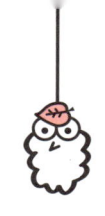

14

COVID-19 治療薬

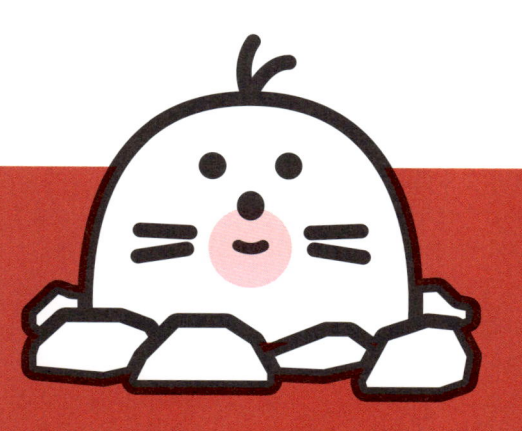

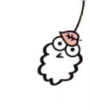

14 COVID-19 治療薬

POINT

- 軽症例は，重症化リスク，ワクチン接種の有無などによって薬物療法の適応を検討する。
- レムデシビルは軽症〜重症まで使用可能である。
- モルヌピラビル，ニルマトレルビル/リトナビルは重症化リスクのある患者への使用を検討する。
- ニルマトレルビル/リトナビル，エンシトレルビルはほかの薬剤との相互作用に注意する。
- モルヌピラビル，エンシトレルビルは妊婦および妊娠の可能性のある女性に禁忌である。
- 中和抗体製剤はウイルスの変異型に注意する。
- チキサゲビマブ/シルガビマブは曝露前の発症抑制（予防）に適応がある。
- デキサメタゾン，バリシチニブ，トシリズマブは中等症Ⅱ以上で使用を検討する。

COVID-19 治療薬開発の流れ

　SARS-CoV-2 の世界的な流行に伴い，多くの薬が開発されました。抗微生物薬として，COVID-19 治療薬がどのように開発され，使い分けされるに至ったのかをおさらいしてみましょう。

　2019 年 12 月に中国の武漢市から原因不明の肺炎についての報告がありました。その後 2020 年 1 月には日本国内で初めての感染者が報告され，同 2 月に大型客船ダイヤモンド・プリンセス号が横浜に入港し，わが国の COVID-19 によるパンデミックが始まりました。

　流行初期に治療薬の候補となったのは既存薬でした。ヒドロキ

 WHO は，COVID-19 による世界の死者数は約 694 万人と報告している（2023 年 6 月）。

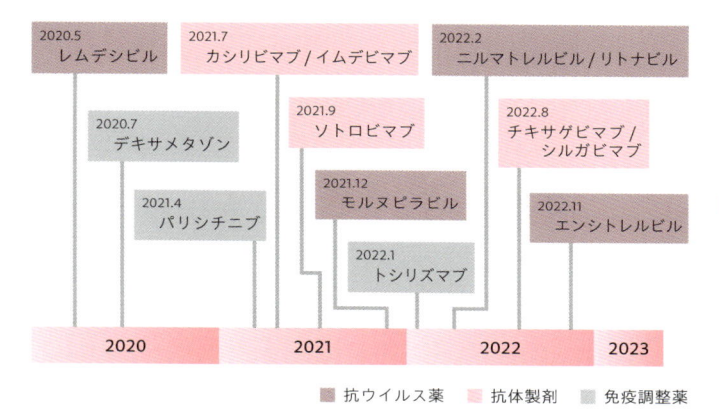

図 COVID-19 治療薬承認のタイムライン

シクロロキン，ファビピラビルなどの臨床試験が行われましたが，それぞれ効果は否定的でした。デキサメタゾンは中等症Ⅱ～重症の患者で効果が確認され，現在でも酸素投与や人工呼吸器管理を要する患者に使用されています。また，もともとエボラウイルス感染症の治療薬として開発中であったレムデシビルも主に中等症以上の患者における増悪抑制効果が確認され，2020年5月に特例承認され使用されることとなりました（図）。

2021年になると，抗体カクテル療法やバリシチニブ〔ヤヌスキナーゼ（JAK）阻害薬〕もその有効性が認められ，COVID-19治療に使用開始となりました。2021年12月には待望の経口治療薬，モルヌピラビルが緊急承認され，特別な配送体制のもと処方が開始となりました。その後，IL-6阻害薬のトシリズマブが適応拡大となり，ニルマトレルビル/リトナビル，エンシトレルビルなどが緊急承認され，COVID-19治療に多くの"武器"が揃うこととなりました。効果が不透明な薬剤を使用しながらパンデミックを乗り切らなければならなかった経過を，ぜひ今後の備えとして記憶しておきたいものです。

ファビピラビルは「新型または再興型インフルエンザウイルス感染症」に対する抗インフルエンザ薬として承認されている（ただし国が管理）。

COVID-19 の薬物療法

　軽症の COVID-19 患者は，大半が対症療法の薬のみで自然軽快します。そのため，基本的には重症化リスクの高い患者がまず COVID-19 の薬物療法の対象となります。重症化リスクとしては，年齢（50歳以上，特に65歳以上），喘息，悪性腫瘍，脳血管疾患，慢性腎臓病（CKD），慢性肺疾患（COPD，間質性肺炎など），慢性肝疾患（肝硬変，アルコール性肝疾患，自己免疫性肝炎など），糖尿病，心臓病（心不全，虚血性心疾患など），HIV 感染症，統合失調症，認知症，肥満（特に BMI ≧ 30），妊娠・産褥，喫煙，結核，免疫抑制薬の投与などが知られています[1]。また，ワクチン接種の有無や免疫応答の有無なども重要です。米国の国立衛生研究所（NIH）のガイドラインでは，最終のワクチン接種から時間（例えば6カ月）が経過している場合や，ワクチンに対する免疫応答が不十分な可能性のある場合も，重症化のリスクが高いとして薬物療法の開始が勧められています[2]。

　NIH のガイドラインでは，重症化リスクのある軽症～中等症の非入院患者に対しては，まずニルマトレルビル/リトナビルの使用を検討することが推奨されています[2]。また，高度腎機能障害や相互作用によりニルマトレルビル/リトナビルが使用できない場合は，レムデシビルの使用を，レムデシビルの点滴投与が困難な場合はモルヌピラビルの投与を検討することが推奨されています。わが国の診療の手引きではそれに加えて，重症化リスクのない軽症～中等症の非入院患者で，高熱，呼吸困難，強い倦怠感，咳，咽頭痛などがある場合にはエンシトレルビルの投与を検討することも記載されています[3]。薬剤の使い分けについては今後も議論が進んでいく可能性があります。

　中等症の COVID-19 患者は，入院加療が原則となります。酸素投与を必要としない（中等症 I に該当）患者では，レムデシビルを含む抗ウイルス薬の投与を考慮すべきです。酸素投与を必要と

重症化リスク因子のうち，もっとも重要なのは「高齢」とされている。

する（中等症Ⅱに該当）患者では，呼吸不全の原因を検討し，ウイルス性肺炎によると考えられる場合はステロイド薬の投与が勧められます。レムデシビルや免疫調節薬（バリシチニブ，トシリズマブ）の使用も検討されます。

重症のCOVID-19患者では，治療の主体は呼吸療法になります。ステロイド薬や免疫調節薬は重症患者への投与が考慮されますが，レムデシビルは重症例では効果が期待できない可能性があるとされています。また，重症例では深部静脈血栓症等の予防のために未分画ヘパリンの投与も検討されます。

抗ウイルス薬

▶ **レムデシビル，ニルマトレルビル/リトナビル，モルヌピラビル，エンシトレルビル**

COVID-19に適応を持つ抗ウイルス薬としては，4種類が承認されています（2024年10月現在）。それぞれの特徴による使い分けが，今後のCOVID-19治療において重要となります（表）。

レムデシビルは最も早く承認された抗ウイルス薬であり，アデノシンヌクレオシド類似体のプロドラッグで，生体内で加水分解とリン酸化を受け，最終的にアデノシン三リン酸（ATP）の類似体となります。SARS-CoV-2がRNA鎖を新たに合成する際に，天然基質ATPとこの類似体が競合的に取り込まれることでRNA合成が停止し，ウイルスの複製が阻害されます[4]。主に軽症（重症化リスクあり）〜中等症Ⅱの患者に使用され，軽症では通常3日，中等症では通常5日（症状により10日まで）投与されます。点滴での投与が必要なため，入院またはそれに準ずる対応（保険医の指示のもとで看護師による在宅・療養施設等の患者への投与など）が必要となります。

モルヌピラビルはN-ヒドロキシシチジン（NHC）のプロドラッグであり，吸収の過程で加水分解されNHCとして全身を循環します。SARS-CoV-2が侵入した細胞に取り込まれるとリン酸化さ

レムデシビルではインフュージョンリアクション等にも注意が必要で，急速投与は避けるべきである。

表　抗ウイルス薬の特徴

薬剤名 （商品名）	相互 作用	妊婦への投与	腎障害時の 調整	注意を要する 副作用
レムデシビル （ベクルリー）	少ない	可	不要 （腎障害時 注意）	肝腎障害，徐 脈
ニルマトレルビ ル/リトナビル （パキロビット）	多い	可	必要 （eGFR < 30 で禁忌）	味覚障害，下 痢，高血圧， 筋肉痛
モルヌピラビル （ラゲブリオ）	少ない	禁忌 （服用後4日間 までの避妊）	不要	下痢，悪心， 嘔吐
エンシトレルビル （ゾコーバ）	多い	禁忌 （服用後14日間 までの避妊）	不要	HDL減少，TG 増加，頭痛， 下痢，悪心

（日本感染症学会 COVID-19 治療薬タスクフォース：COVID-19 に対する薬物治療の
考え方 第15.1版，2023 をもとに作成）

れ，シチジン三リン酸（CTP）の代替基質としてウイルス RNA に
取り込まれ，ウイルス RNA の複製エラーを引き起こすこと（エ
ラーカタストロフ）によりウイルスの増殖を阻害します[5]。重症
化リスクのあるワクチン非接種の非重症 COVID-19 患者を対象と
した試験で，入院または死亡の相対リスクをプラセボと比較し
30％減少（9.7％→6.8％）させたと報告されています[6]。

　ニルマトレルビル/リトナビルは，SARS-CoV-2 のメインプロ
テアーゼを阻害しポリ蛋白質の切断を阻害することでウイルスの
増殖を阻害するニルマトレルビル[7]と，ニルマトレルビルの代謝
を阻害し血中濃度を維持する（ブースト効果）リトナビルの合剤
です。重症化リスクのあるワクチン非接種の非重症 COVID-19 患
者を対象とした試験で，入院または死亡の相対リスクを 89％減
少（6.5％→0.7％）させたと報告されています[8]。

　エンシトレルビルはニルマトレルビルと同様，SARS-CoV-2 の

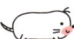
リトナビルは抗 HIV 薬として長く使用されてきた（日本では 1998 年
に保険収載）。

3CLプロテアーゼを阻害し，ポリ蛋白質の切断を阻止することでウイルスの複製を抑制します。第Ⅲ相試験はオミクロン株流行期に実施されました。軽症/中等症および無症候/軽度症状のみ有するSARS-CoV-2感染者を対象に実施され，COVID-19の5症状（①倦怠感または疲労感，②熱っぽさまたは発熱，③鼻水または鼻づまり，④喉の痛み，⑤咳）が回復するまでの時間を192.2時間から167.9時間に短縮したと報告されています[9]。患者は重症化リスク因子の有無にかかわらず試験に組み入れられ，全体の92%がワクチン接種歴を有していたことは留意すべきです。

中和抗体薬

▶ カシリビマブ/イムデビマブ，ソトロビマブ，チキサゲビマブ/シルガビマブ

　抗体製剤は3種類（2024年10月現在）が承認されています。カシリビマブ/イムデビマブはSARS-CoV-2のスパイク蛋白の中和抗体であり，ウイルスの宿主細胞への侵入を阻害することによりウイルスの増殖を抑制します（承認時評価資料による）。ソトロビマブはSARS-CoV-2のスパイク蛋白のACE2受容体結合部位とは異なる部位に結合し，ウイルスの宿主細胞への侵入を阻害することによりウイルスの増殖を抑制します[10]。チキサゲビマブ/シルガビマブは曝露前の発症抑制に対しても使用可能です。具体的には，コロナワクチンの接種が推奨されない，またはB細胞枯渇療法を受けている悪性リンパ腫など血液疾患患者などで，免疫機能の低下によりワクチンを接種しても十分な免疫応答が得られない可能性のある場合に投与対象となります。

　なお，これらの中和抗体薬については，2023年7月時点で主流であるオミクロン株（BA.5系統）に対して有効性が減弱する恐れがあるとして，ほかの治療薬が使用できない場合に使用を検討することとされています[3]。ただし現時点では，実際に臨床現場で使用されることは極めて少なくなっています。

トシリズマブは IL-6 阻害薬で関節リウマチやキャッスルマン病などにも使用される。

免疫抑制・調節薬

▶ デキサメタゾン，バリシチニブ，トシリズマブ

重症 COVID-19 患者では全身性炎症反応が発現し，肺障害や多臓器不全などの症状を呈すると考えられています。この全身性炎症反応を抑制することを目的とし，デキサメタゾン，バリシチニブ，トシリズマブなどの免疫抑制・調節薬が投与されます。

入院患者を対象とした試験で，デキサメタゾンが投与された患者は標準治療を受けた群と比較して死亡率が減少（21.6% vs 24.6%）しました[11]。この効果は，投与前から人工呼吸器管理が必要であった患者で最大（29.0% vs 40.7%）でした。そのため，前述の通り中等症Ⅱ以上の患者に対してはデキサメタゾンの投与が推奨されています。血糖上昇や消化性潰瘍などの副作用の出現には注意する必要があります。

バリシチニブは入院患者を対象とした試験でレムデシビルと併用で投与され，回復までの時間を短縮したと報告されています[12]。そのため，レムデシビルとの併用で適応が追加承認されています。投与前に結核および3型肝炎ウイルス感染の有無を確認することも重要です。

一方，トシリズマブはSARS-CoV-2肺炎患者を対象とした試験で死亡率を低下（31% vs. 35%）させ，特にステロイドが併用された群でその傾向は顕著（29% vs. 35%）でした[13]。そのためトシリズマブは副腎皮質ステロイドとの併用で適応が追加承認されています。また，バリシチニブと同じく，投与前に結核およびB型肝炎ウイルス感染の有無を確認することも重要です。

| 引用文献 |

1) Centers for Disease Control and Prevention : Underlying Medical Conditions Associater with Higher Risk for Severe COVID-19 : Information for Healthcare Prcfessionals.
https://www.cdc.gov/coronavirus/2019-ncov/hcp/clinical-care/

COVID-19 罹患後に疲労感，呼吸困難感，集中力低下などの症状が長期間持続することがある。それらを罹患後症状（いわゆる後遺症）↗

underlyingconditions.html（2023年8月20日アクセス）

2) National Institutes of Health：Therapeutic Management of Nonhospitalized Adults With COVID-19. https://www.covid19treatmentguidelines.nih.gov/management/clinical-management-of-adults/nonhospitalized-adults--therapeutic-management/（2023年8月20日アクセス）

3) 厚生労働省診療の手引き編集委員会作成：新型コロナウイルス感染症（COVID-19）診療の手引き 第10.0版，https://www.mhlw.go.jp/content/001136687.pdf（2023年8月21日アクセス）

4) Tchesnokov EP, et al.：Template-dependent inhibition of coronavirus RNA-dependent RNA polymerase by remdesivir reveals a second mechanism of action. J Biol Chem, 295(47)：16156-16165, 2020

5) Kabinger F, et al.：Mechanism of molnupiravir-induced SARS-CoV-2 mutagenesis. Nat Struct Mol Biol, 28(9)：740-746, 2021

6) Jayk Bernal A, et al.；MOVe-OUT Study Group：Molnupiravir for Oral Treatment of Covid-19 in Nonhospitalized Patients. N Engl J Med, 386(6)：509-520, 2022

7) Ahmad B, et al.：Exploring the Binding Mechanism of PF-07321332 SARS-CoV-2 Protease Inhibitor through Molecular Dynamics and Binding Free Energy Simulations. Int J Mol Sci, 22(17)：9124, 2021

8) Hammond J, et al.；EPIC-HR Investigators：Oral Nirmatrelvir for High-Risk, Nonhospitalized Adults with Covid-19. N Engl J Med, 386(15)：1397-1408, 2022

9) Yotsuyanagi H, et al.：Efficacy and safety of 5-day oral Ensitrelvir for patients with mild to moderate COVID-19：the SCOPRIO-SR randomaized clinical trial. JAMA network open, 7(2), e2354991, 2024

10) Gupta A, et al.；COMET-ICE Investigators：Early Treatment for Covid-19 with SARS-CoV-2 Neutralizing Antibody Sotrovimab. N Engl J Med, 385(21)：1941-1950, 2021

11) Horby P, et al.；RECOVERY Collaborative Group：Dexamethasone in Hospitalized Patients with Covid-19. N Engl J Med, 384(8)：693-704, 2021

12) Kalil AC,et al.；ACTT-2 Study Group Members：Baricitinib plus Remdesivir for Hospitalized Adults with Covid-19. N Engl J Med, 384(9)：795-807, 2021

13) RECOVERY Collaborative Group：Tocilizumab in patients admitted to hospital with COVID-19（RECOVERY）：a randomised, controlled, open-label, platform trial. Lancet, 397(10285)：1637-1645, 2021

＼と呼び，長期的なフォローを必要とする場合がある。

問題

問1	軽症の COVID-19 患者は，〔重症化リスク〕や〔ワクチン接種の有無〕および〔免疫応答の有無〕などを考慮し，薬物療法の適応を検討する。
問2	COVID-19 の抗ウイルス薬の中で〔モルヌピラビル〕と〔エンシトレルビル〕は妊婦への投与が禁忌である。
問3	COVID-19 の抗ウイルス薬の中で〔ニルマトレルビル/リトナビル〕と〔エンシトレルビル〕は相互作用が存在し，常用薬に注意が必要である。
問4	ニルマトレルビルは腎機能による調節が必要であり，eGFR が〔60〜30 mL/min〕の場合は1回150 mg に減量する。eGFR が〔30 mL/min 未満〕の場合は禁忌となるため投与しない。
問5	中等症の COVID-19 患者は〔入院〕での過量を原則とする。中等症Ⅰ（酸素投与を必要と〔しない〕）ではレムデシビルを含む抗ウイルス薬の投与を検討する。中等症Ⅱ（酸素投与を必要と〔する〕）でウイルス性肺炎が疑われる場合は，〔デキサメタゾン〕の投与を検討する。
問6	チキサゲビマブ/シルガビマブは発症後の重症化抑制だけでなく，〔暴露前の発症抑制〕にも使用出来る。
問7	バリシチニブは〔レムデシビル〕との併用で使用する。
問8	トシリズマブは〔副腎皮質ステロイド〕との併用で使用する。

解説

重症化リスクには年齢のほか，喘息，悪性腫瘍など多くの疾患が含まれる。

両剤ともに，ラットにおける催奇形性が報告されている。また，モルヌピラビルは服用終了後4日間，エンシトレルビルは服用終了後14日間の避妊が推奨されている。

併用禁忌に設定される薬剤の中で，使用頻度が高いものにバルサルタン，リバーロキサバン，トリアゾラムなどがある。

体表面積当たり eGFR (mL/min/1.73 m^2) は体表面積での補正が必要である。

中等症Ⅱではレムデシビル，バリシチニブ，トシリズマブなどの投与も検討される。

コロナワクチンの接種が推奨されない場合およびワクチン接種で十分な免疫応答が得られない可能性がある場合に対象となる。

レムデシビルと併用した際の効果が確認されている。

単独群よりデキサメタゾン併用群の方が死亡率の低下が顕著であった。

問題

問9	バリシチニブおよびトシリズマブの投与前には〔結核〕および〔B型肝炎ウイルス〕感染の有無を確認する。
問10	レムデシビルはアデノシンヌクレオシド類似体の〔プロドラッグ〕であり，SARS-CoV-2が〔RNA鎖〕を新たに合成する際に〔ATP〕と競合的に作用することによりウイルスの複製を阻害する。
問11	レムデシビルは，軽症では通常〔3〕日間，中等症では通常〔5〕日間投与される。
問12	モルヌピラビルはN-ヒドロキシシチジン（NHC）のプロドラッグであり，ウイルスRNAの複製時に〔CTP〕の代わりに取り込まれ，〔RNAの複製エラー（エラーカタストロフ）〕を起こすことによりウイルスの増殖を阻害する
問13	ニルマトレルビルはSARS-CoV-2のメインプロテアーゼを阻害し，〔ポリ蛋白質の切断〕を阻害することでウイルスの増殖を阻害する。
問14	合剤となっているリトナビルは，ニルマトレルビルの代謝を〔阻害〕し，血中濃度を〔維持〕する。
問15	エンシトレルビルはSARS-CoV-2のメインプロテアーゼを阻害し，〔ポリ蛋白質の切断〕を阻害することでウイルスの増殖を阻害する。
問16	デキサメタゾン投与時には〔血糖上昇〕や〔消化性潰瘍〕などの副作用の発現に注意する。

解説

バリシチニブおよびトシリズマブ投与後に、結核やB型肝炎ウイルス感染が再燃する可能性がある。

SARS-CoV-2はエンベロープを有するRNAウイルスであり、RNA鎖を合成できないと増殖できない。

中等症では、症状により10日間までの投与が可能。

SARS-CoV-2はエンベロープを有するRNAウイルスであり、RNA鎖を合成できないと増殖できない。

リトナビルも抗HIV薬の中ではプロテアーゼ阻害薬に分類される。

リトナビルとの併用下で、ニルマトレルビルの半減期は約6時間程度となる。

ニルマトレルビルと同様の機序である。

副作用のマネジメントにも注意を払う必要がある。

COVID-19 治療薬のまとめ

　2019年に中国武漢に端を発した新型コロナウイルス感染症は瞬く間に世界中を席巻しました。多くの犠牲者を出したSARS-CoV-2は，今なお一定の病原性と高い感染力を有しているため，脅威であり続けています。もう大丈夫だろうとの声も聞こえますが，オミクロン株で病原性がずいぶんマイルドになっても，後遺症やその後の心血管系疾患の発症リスクの増大が指摘されています。

　わが国では2023年5月，COVID-19の感染症法上での位置づけが5類感染症に緩和されましたが，かえってそれ以降の重症者（入院患者）が増加したことも明らかとなっています。基礎疾患のある人，そして高齢者にとっては命に関わる病気のままです。

　このようなCOVID-19はコロナ禍の3年間において，医療診断，治療と予防が大いに進歩することになったのはその副産物として享受していいかもしれません。すなわちPCRを中心とした遺伝子診断の普及，新規抗COVID-19薬とmRNA型に代表されるワクチンです。

　抗COVID-19薬に関しては，多くの薬物がその候補となりましたが，その多くは決定的な効果が確認できず，現在はCOVID-19患者に使用されていないものが多数です。その中でレムデシビルや内服の3つの抗ウ

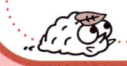

イルス薬（ニルマトレルビル/リトナビル，モルヌピラビル，そして国産のエンシトレルビル）が登場し，画期的な抗ウイルス効果と臨床改善効果を示してくれました。それぞれの特徴もはっきりとしてきたため，基礎疾患や重症度，もともとの内服薬との相互作用に注意しながら，使い分けが可能となっています。また，ステロイドなど免疫調整薬の有用性が特に重症患者で明確となったため，現在はあまり使用されていない中和抗体薬との組み合わせも含めて，ほぼCOVID-19に対する治療戦略は確立した，と言っても過言ではないでしょう。

　いよいよ次のステージに進むべき時が来ているようです。すなわち，今なおCOVID-19の重症化や持続感染，再燃が懸念される血液疾患患者（特に悪性リンパ腫でリツキシマブなどCD20除去療法を受けている場合）に代表される免疫不全者への具体的な治療レジメンの確率です。5日ではなく10日投与，単剤ではなく2〜3剤併用やスイッチ療法などは，すでに試みられて比較的良いデータが報告されてきています。これらがしっかりと確立され，COVID-19の治療がさらに進化するのが楽しみです。

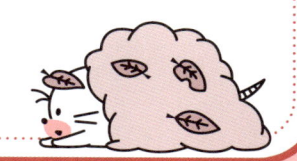

MEMO

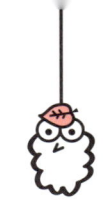

15

日常で遭遇する
解釈に注意が必要な菌

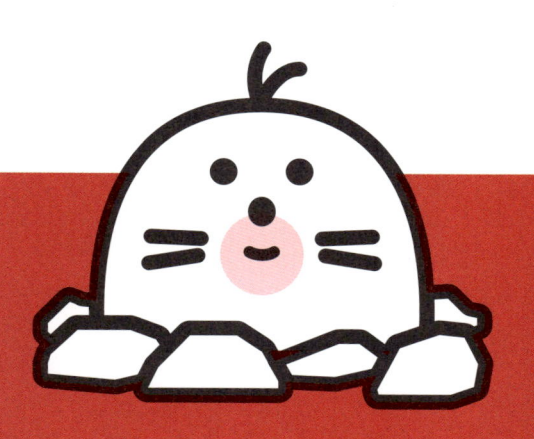

15 日常で遭遇する 解釈に注意が必要な菌

POINT

- なかなか感染症の起炎菌になっているかどうか判断がつきにくいが，ASTや感染地域連携施設間などで対応することも必要である

- 検出された菌から別の疾患が隠れていることがあるので，主科へのフィードバックも忘れずに行う

- 治療薬が限られている菌もあり，抗菌薬の選択には困難を伴うこともある

- 環境汚染菌と関係していることもあるので，ICTと共同で対応することがある

感染症専門医がいない施設での薬剤師の役割

近年，感染症における微生物の同定は，従来のグラム染色以外に質量分析装置や全自動遺伝子検査システムなどが日常的に使用され，迅速な結果に基づいたより良い感染症治療につながっています。しかし，感染症専門医がいない施設においてはその結果の解釈には注意が必要な場面が存在し，非感染症専門医の判断に委ねられることからAST薬剤師の役割は大変重要です。

例えば，次のケースを見てみましょう。

症例

尿培養検査で腸内細菌科細菌とグラム陽性球菌が生えてきた患者。非感染症専門医である主治医は培養で生えてきた細菌をターゲットに，薬剤感受性結果に基づいて抗菌薬を選択した。

  本項で取り上げた菌が喀痰などから培養された際には非常に解釈に困るので，即抗菌薬ではなくASTや主治医とよく協議することが大切である。

検討事項

- 血液培養検査はそもそも採取していたか？
- 主治医は感染臓器を尿路系と想定しているのか？（腎盂腎炎？　カテーテル関連尿路感染症？）
- 想定している感染臓器が感染性心内膜炎や血流感染症なのか？
- 血流感染症を想定するならバンコマイシンなどの追加抗菌薬が必要か？

　これらの検討事項を考慮した抗菌薬選択が必要であることは言うまでもありません。尿路感染症であれば，グラム陽性球菌が起炎菌になるケースはどういった症例でしょうか。血流感染であれば，抗菌薬選択以外にも感染臓器へのアプローチをどうするでしょうか。このように，培養結果における起炎菌とcolonization（定着菌），contamination（汚染菌）をしっかりと判断したうえで感染症診療支援を担っていく必要があります。

注意したい主な細菌

❶ *Stenotrophomonas maltophilia*

- グラム陰性桿菌
- 病原性は低いが日和見感染症の原因菌
- バイオフィルム形成能を有し，多種抗菌薬に自然耐性も有しており，高度免疫不全患者において菌血症や肺炎など重篤な感染症の原因菌となる[1, 2]
- 血液悪性疾患を有する患者で菌血症や肺炎を合併した場合，致死率は3〜5割，本菌による肺炎に菌血症を合併した場合の致死率は8割以上と報告されている[3]
- ST合剤やキノロン系薬を使用

> **MEMO**
>
> 広域抗菌薬使用後の喀痰培養検査では検出されることが多く，定着菌

ICTによる環境ラウンドでは水回りの環境について今一度チェックしておこう。そして，薬剤師は消毒薬について意見を求められるので勉強しておこう。

と判断され経過観察となる場面にたびたび遭遇する。しかし，**表**のような免疫抑制状態の患者や喀痰のグラム染色像で白血球による貪食像を認めている場合などは治療対象として介入・処方提案が可能と考える。

表 各種免疫不全と関与しやすい主な病原微生物

免疫不全	病原微生物
好中球減少	グラム陽性球菌
	Staphylococcus aureus, Coagulase-negative staphylococci (*S. epidermidis*, *S. haemolyticus*, *S. hominis*) Viridans-group streptococci (*S. mitis*, *S. oralis*) *Granulicatella* and *Abiotrophia* spp. (formerly nutritionally variant streptococci) Enterococci (*E. faecalis*, *E. faecium*)
	グラム陰性桿菌
	Escherichia coli, *Pseudomonas aeruginosa*, *Klebsiella pneumoniae*, *Enterobacter* and *Cirtobacter* spp.
皮膚・粘膜バリア障害 皮膚・中心静脈カテーテル関連	Coagulase-negative staphylococci (*S. epidermidis*, *S. haemolyticus*, *S. hominis*), *Staphylococcus aureus* *Stenotrophomonas maltophilia*, *Pseudomonas aeruginosa*, *Acinetobacter* spp., Corynebacteria *Candida* spp. (*C. albicans*, *C. parapsilosis*), *Rhizopus* spp.
口腔粘膜炎	Viridans-group streptococci (*S. mitis*, *S. oralis*) *Abiotrophia* and *Granulicatella* spp. (formerly nutritionally variant streptococci) *Capnocytophaga* spp., *Fusobacterium* spp., *Rothia mucilaginosa* *Candida* spp. (*C. albicans*, *C. tropicalis*, *C. glabrata*), Herpes simplex virus
腸管粘膜バリア障害	*Escherichia coli*, *Pseudomonas aeruginosa*, Coagulase-negative staphylococci Enterococci (*E. faecalis*, *E. faecium*), *Candida* spp.
好中球減少性腸炎	*Clostridium* spp. (*C. septicum*, *C. tertium*), *Staphylococcus aureus*, *Pseudomonas aeruginosa*

グリコペプチド系抗菌薬を使用する際は，起炎菌が MRSA をターゲットにした指標となっていることに注意が必要である。得られた血中↗

免疫不全	病原微生物
細胞性免疫不全	Herpesviruses, Cytomegalovirus, Respiratory viruses, *Listeria monocytogenes*, *Nocardia* spp. *Mycobacterium tuberculosis*, Nontuberculous mycobacteria, *Pneumocystis jirovecii* *Aspergillus* spp., *Cryptococcus* spp., *Histoplasma capsulatum*, *Coccidioides* spp. *Talaromyces marnefferi*, *Toxoplasma gondii*, Human papilomavirus, Polyomavirus (BK, JC, and others)
液性免疫不全	*Streptococcus pneumoniae*, *Haemophilus influenzae*, Norovirus, Hepatitis B virus, Polyoma virus (JC), *Campylobacter/Helicobacter*

〔三村一行　他：臨床ではどのように抗菌薬を選択しているか. 日本臨床微生物学会雑誌, 32（2）：15, 2022〕

❷ *Corynebacterium striatum*

- グラム陽性桿菌

- ヒトの皮膚や上気道に常在している

- 血液培養から同定された場合は，コンタミネーションと解釈されることが多い[4]

- 呼吸器感染症，心内膜炎，尿路感染症，骨髄炎，医療デバイス関連感染症，敗血症性関節炎，腹膜炎，脳膿瘍，菌血症，髄膜炎，創傷感染の起因菌となることが増えている[5]。

- グリコペプチド系抗菌薬を使用

> **MEMO**
>
> 血液培養から検出された場合は，採取部位まで確認する〔鼠径部であれば消毒がどうであったか。ただし，採取部位の皮膚の滅菌消毒を行っても，皮膚表面の菌のうち80％にしか効果がなく，残りの20％の皮膚深部にいる菌には効果が乏しいという報告もある[6]〕。さらに*Corynebacterium* spp. は汚染菌の割合が96％[7]や68〜78％[8]と報告されているが，きちんと採取された培養で臨床症状とリンクするのであれば真の起炎菌として治療対象となることから，主治医とともに臨床経過を確認することも大切である。

＼濃度の妥当性については文献検索なども実施しよう。

❸ Coagulase-negative staphylococci（*S. epidermidis*, *S. haemolyticus*, *S. hominis*）など

- グラム陽性球菌で CNS といわれる
- ヒトの皮膚に常在している
- カテーテル関連血流感染症や手術部位感染症など医療関連感染症の代表的な菌
- Weinstein らによる *S. epidermidis* の血液培養陽性率とその重要性を示した報告[7]では，採取1セット中1セットの陽性では97%が汚染で，感染と判断できるものが0%，判定不可が3%，同様に2セット中1セットの陽性では感染と判断できるもの2%，汚染95%，判定不可3%，2セット中2セットの陽性では感染と判断できるもの60%，汚染3%，判定不可37%，3セット以上の提出ではさらに感染と判断できるものと汚染の判定確率が高まるとしている
- バイオフィルムを形成することがあり，菌血症ではカテーテルなどの抜去が必要[9]
- グリコペプチド系抗菌薬を使用

> **MEMO**
>
> 　一般的な尿路感染症の原因菌としてグラム陰性菌を思い浮かべるが，閉経前女性の尿路感染症においては *S. saprophyticus* が原因菌となることがあり，培養結果には注意が必要。

❹ *Streptococcus salivarius*, *S. sanguis*, *S. mutans*

- ヒト口腔内に常在するα-溶血性連鎖球菌の一種で，緑色レンサ球菌とも呼ばれている
- 病原性は低い
- 感染性心内膜炎や菌血症の原因となる
- 抜歯などの歯科的処置の際には本菌による感染症を予防するために，ペニシリン系抗菌薬の予防内服を行う

齲歯が原因で感染症になることがあるので，口腔ケアは患者だけでなく健常者においても大切である。

- 近年，ペニシリン系耐性株が増加している[10]ためアンチバイオグラムを参考に抗菌薬の選択を行う
- 以前はミレリグループ（milleri group）と呼ばれていた

> **MEMO**
>
> ミレリグループは膿瘍形成を伴うことが多いため，複数菌検出された場合は嫌気性菌との混合感染を考慮した抗菌薬の選択が必要な場面がある。

❺ *Streptococcus gallolyticus* subsp. *gallolyticus*

- 昔は *Streptococcus bovis* と呼ばれていたグラム陽性球菌である
- 健常者の 2.5 〜 15% の腸内細菌叢に存在する[11]
- 大腸ポリープや大腸がんとの関連も示唆されており，*S. gallolyticus* 菌血症の71%において大腸がんの合併を認めたとの報告がある[11]
- 菌血症においては感染性心内膜炎を起こしやすい
- 本菌が血液培養から検出された際は，感染性心内膜炎の除外や大腸内視鏡検査の依頼など主治医と患者背景を踏まえて相談することが大切である

> **MEMO**
>
> 本菌による菌血症から筆者が大腸検査を主治医に依頼して大腸腺腫が見つかった症例を経験している。本菌が検出された場合は，患者背景や予後なども考慮した主治医との意見交換が大事な菌であると考える。

❻ *Serratia marcescens*

- 芽胞を持たないグラム陰性桿菌で，産生する色素が赤色であることは有名である
- 糞便や口腔内から検出される常在菌であり，弱毒菌である
- 日和見感染症の原因菌として有名で，菌血症ではエンドトキシンを産生する
- 本菌が血液培養から繰り返し検出される場合は，外因性感染症

C. striatum は感染症研究所における最近の研究で，β-ラクタマーゼ産生遺伝子をプラスミド上に保有していることが報告されている。

の可能性がある．汚染された注射薬や輸液ルートが原因で，血中にセラチア菌が入っていく

- 第3世代セフェム系以降やカルバペネム系に良好な感受性を示す
- 近年，耐性化が注目されており，アミノグリコシド系薬やキノロン系薬に耐性を示す菌が出現している
- 複数の患者の無菌検体（血液，髄液等）から検出された場合は，外因性感染症を疑って院内感染対策を行う必要がある

> **MEMO**
>
> 　セラチア菌は水のあるところに生えやすい菌で，病院内環境に潜んでいる場面が多い．現在も国内での汚染事例は報告されている．病棟の点滴調製台付近や薬剤部内クリーンベンチなど，点滴を調製する場面で混入しやすい菌ともいえる．自分たちの手を媒介として感染症を発症させないためにも，日常の清掃をはじめ職員全体で感染対策の意識向上が期待される．

　本稿で記載している以外にも注意が必要な菌はありますが，患者背景から想定可能な細菌について表にまとめています．特に免疫抑制状態にある患者において注意しておきたい細菌であり，感染症を想定した場合にはこれらの細菌をカバーした抗菌化学療法が極めて重要です．

引用文献

1) Looney WJ, et al. : *Stenotrophomonas maltophilia* : an emerging opportunist human pathogen. Lancet Infect Dis, 9 (5) : 312-323, 2009
2) Abbott IJ, et al. : *Stenotrophomonas maltophilia* : emerging disease patterns and challenges for treatment. Expert Rev Anti Infect Ther, 9 : 471-488, 2011
3) Araoka H, et al. : Risk factors for mortality among patients with Stenotrophomonas maltophilia bacteremia in Tokyo, Japan, 1996-2009. Eur J Clin Microbiol Infect Dis, 29 (5) : 605-608, 2010
4) Masuda H, et al. : A life-threatening infection due to *Corynebacterium stratum* : a lesson learned. Interact Cardiovasc Thorac Surg, 26 (4) : 709-710, 2018

 Streptococcus gallolyticus は鶏の敗血症の原因菌として有名で，人獣共通感染症（Zoonoses）として話題となっている．

5) Zasada AA, et al. : Contemporary microbiology and identification of *Corynebacteria spp.* causing infection in human. Lett Appl Microbiol, 66 (6) : 472-83, 2018

6) Hall KK, et al. : Updated review of blood culture contamination. Clin Microbiol Rev, 19 (4) : 788-802, 2006

7) Weinstein MP, et al. : The Clinical Significance of Positive Blood Cultures in the 1990s : A Prospective Comprehensive Evaluation of the Microbiology, Epidemiology, and Outcome of Bacteremia and Fungemia in Adults. Clin Infect Dis, 24 (4) : 584-602, 1997

8) Schifman RB, et al. : Blood culture contamination: a College of American Pathologists Q-Probes study involving 640 institutions and 497134 specimens from adult patients. Arch Pathol Lab Med, 122 (3) : 216-221, 1998

9) Kloos WE, et al. : Update on clinical significance of coagulase-negative staphylococci. Clin Microbiol Rev, 7 (1) : 117-140, 1994

10) Shelburne 3rd SA, et al. : Development and validation of a clinical model to predict the presence of *β*-lactam resistance in *viridans group streptococci* causing bacteremia in neutropenic cancer patients. Clin Infect Dis, 59 (2) : 223-230, 2014

11) Abdulamir AS, et al. : 2011. The association of *Streptococcus bovis/gallolyticus* with colorectal tumors : the nature and the underlying mechanisms of its etiological role. J Exp Clin Cancer Res, 30 (1) : 11, 2011

Serratia（セラチア）は消毒薬にも強く，消毒借の不適切な管理に伴う使用によって，汚染事例が報じられている。

問題

問1	*Stenotrophomonas maltophilia* の病原性は低いが，バイオフィルムは形成〔**する**〕。
問2	*Stenotrophomonas maltophilia* の治療にはST合剤や〔**キノロン**〕系薬を用いる。
問3	*Corynebacterium stratum* はグラム〔**陽性桿**〕菌で，免疫不全患者における菌血症では治療対象となる。
問4	*Corynebacterium stratum* 菌血症では〔**グリコペプチド**〕系薬を用いる。
問5	CNSはヒトの〔**皮膚**〕に常在するグラム陽性球菌である
問6	CNSはカテーテル関連血流感染症や手術部位感染症など医療関連感染症の代表的な菌であるが，汚染菌との判別が〔**困難**〕である
問7	*Streptococcus salivarius* は〔**緑色レンサ球菌**〕の1つである。
問8	いわゆる以前のミレリグループはヒトの〔**口腔内**〕に常在しているため，齲歯を有する患者では菌血症に注意する。
問9	*Streptococcus gallolyticus* subsp *gallolyticus* はヒトの〔**腸内細菌叢**〕に存在する。
問10	血液培養で *Streptococcus gallolyticus* subsp *gallolyticus* が検出された場合は〔**大腸内視鏡**〕検査を依頼し，悪性所見を除外することが望ましい。

解説

バイオフィルムを形成する菌は，抗菌薬の移行がしにくいことも頭に入れておく。

ST合剤服用中は，クレアチニン値の測定において見かけ上高値を呈することがあるので注意する。

血液内科病棟患者の血液培養から，しばし検出されることがあるので注意しておく。

患者の腎機能に応じた抗菌薬を選択するとともに，TDMが必須であるので投与計画も含めて提案する。

ヒトの皮膚には，ほかにも黄色ブドウ球菌などが存在する。

起炎菌かどうかの判別が困難であるため，抗菌薬の投与歴や菌の検出歴，患者状態（発熱・食欲など），服用薬など俯瞰的に経過を見ていくことが大切である。

本菌含めて緑色レンサ球菌の抗菌薬治療はもう一度復習しておこう。

最近ではがん化学療法開始前に歯科受診勧奨を行う施設が増えている。

本菌のような疾患を誘発することが示唆される腸内紐菌があることはあまり知られていないので，本菌が血液培養から検出された際には大腸検査などのフォローを行っておく。

Streptococcus gallolyticus subsp *gallolyticus*菌血症では，高頻度で大腸腫瘍を合併していることがある。

問題

| 問11 | *Serratia marcescens* が繰り返し検出された際は, 〔**外国性**〕感染症の可能性がある。 |
| 問12 | 動物由来感染症を 〔**人獣共通感染症**〕とも呼ぶ。 |

解説

汚染された点滴ルートや注射薬が原因で本菌による菌血症が起こることがある。特に免疫不全患者では要注意である。

WHOでは脊椎動物と人との間で自然に移行するすべての病気または感染（動物等では病気にならない場合もある）」と定義している。

　抗菌薬治療を受けている患者からよく検出されるが，本当に治療対象とすべきか悩む菌やシチュエーションは多々あります。その代表がコアグラーゼ陰性ブドウ球菌，いわゆるCNSです。つまりほとんどが常在菌＝単なる保菌であり，起炎菌（原因菌）となることは少なく，検出された場合の多くはコンタミネーション（汚染）なのかもしれません。

　一方で血液など無菌臓器から検出され，明らかに一般抗菌薬を投与していたにもかかわらず病状が改善しない患者では，CNSを原因菌と見なして治療薬（バンコマイシンンなど）を投与せざるを得ない場合が多々あります。コリネバクテリウムもそうです。多くのグラム陽性の常在菌が存在し，黄色ブドウ球菌もその1つです。

　黄色ブドウ球菌はMSSAとMRSAの大きく2つに大別され，MRSAでは特に重症化しやすく，抗MRSA薬を使用する必要が生じますので重要なポイントになります。痰や尿からMRSAが検出された場合，治療するのか否か，つまり「MRSA肺炎」が本当に存在するのかには数多くの論争がありました。黄色ブドウ球菌はそもそも上皮細胞との親和性が乏しいため，例えば肺炎球菌などのようなきちんとした肺炎ではなく，肺

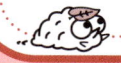

病変といえば血流感染に伴う「敗血症性肺血栓症」としての肺病変が本来の感染様式であるためです。

　ただしどうも「痰などでMRSAだけが単独で検出された場合はMRSA肺炎として治療した方が良さそう」とのデータが出てきました（「MRSA感染症の診療ガイドライン2024」）。これだと簡単に診断できて，ちゅうちょなく抗MRSA薬を開始できます。このように「日常で遭遇する解釈に注意が必要な菌」というのは"診断・判断が難しい菌"とするとわかりやすいかもしれません。

　ほかにはいわゆるブドウ糖非発酵菌と呼ばれる一連のグラム陰性菌 *S. maltophilia* などが問題です。「SPACE」に含まれるセラチア菌などもそうかもしれません。これらはCNSやMRSAが主に皮膚関連の常在菌であったのに対して，腸管や腹腔内に常在している菌であることが多いです。ですから尿路感染症や肝胆膵系の感染症に対してメロペネムなど広域抗菌薬をダラダラと使用した後に，菌交代症の結果，検出されがちです。こういった意味でも広域抗菌薬の乱用は慎みたいものです。

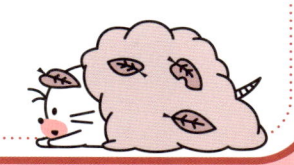

MEMO

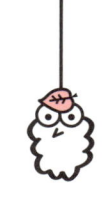

付録

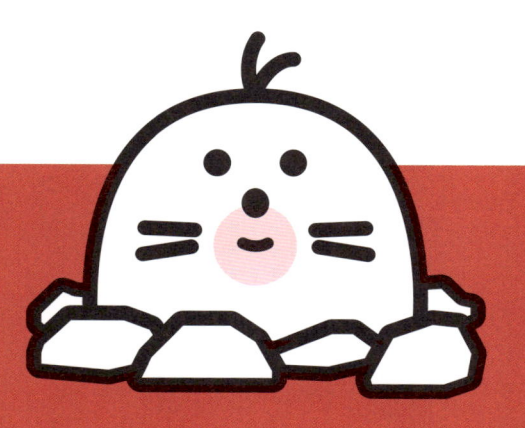

細菌，真菌の種類

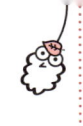

細菌はどうやって分類する？

細菌はさまざまな指標で分類されています。例えば，細胞壁や自己増殖能の有無，グラム染色による色の違い（紫色：グラム陽性菌，赤色：グラム陰性菌），形態（球菌，桿菌，らせん菌），環境（好気性，通性，嫌気性）などによって分類されます（図）。

細胞壁，自己増殖能の有無は？

一般的な細菌は細胞壁を持ちます。しかし，マイコプラズマ，クラミジア，リケッチアには，細胞壁はありますが自己増殖能がなく細胞に寄生して増殖するため，β-ラクタム系薬は移行しづらく無効です（図，表1）。ほとんどの菌は細胞外で増殖します

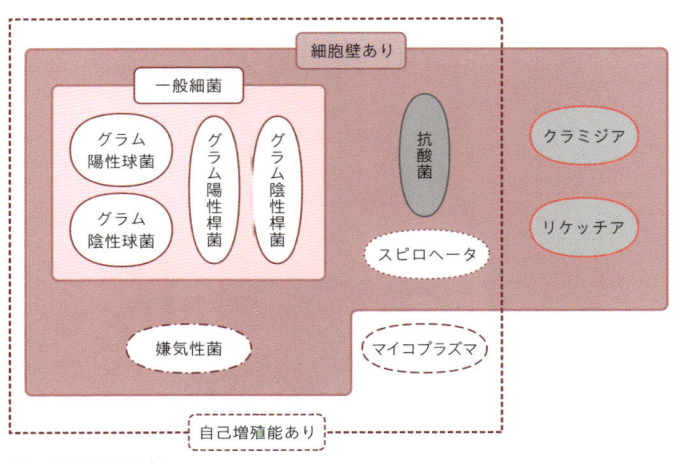

図　細菌の分類

S. pneumoniae は栄養要求性が高いため，環境中ではほとんど生息できない。尿や便から培養されることもない。

表1 *Mycoplasma*属，*Ureaplasma*属，*Chlamydia*属，*Chlamydophila*属，*Rickettsia*属，*Orientia*属

属	代表菌	属	代表菌
マイコプラズマ *Mycoplasma*	ニューモニエ *M. pneumoniae*	クラミドフィラ *Chlamydophila*	シッタシ *C. psittaci*
ウレアプラズマ *Ureaplasma*	ウレアリティクム *U. urealyticum*		ニューモニエ *C. pneumoniae*
クラミジア *Chlamydia*	トラコマティス *C. trachomatis*	リケッチア *Rickettsia*	ジャポニカ *R. japonica*
		オリエンティア *Orientia*	ツツガムシ *O. tsutsugamushi*

　が，抗酸菌や赤痢菌などマクロファージや粘膜上皮などの細胞内で自己増殖可能な細胞内寄生菌にも β-ラクタム系薬は無効となります。

グラム染色による色，形態の違い

　グラム染色の詳細は省きますが，「細胞壁が厚いペプチドグリカンで構成され，脂肪成分が少なくアルコールにより脱色されにくく，紫色に染色される菌」と，「細胞壁が外膜と薄いペプチドグリカンで構成され，脂肪成分が多いためアルコールにより細胞壁が壊れやすく，赤色の染色液で染まる菌」に分かれます。前者をグラム陽性菌（表2，3），後者をグラム陰性菌（表4，5）と呼びます。ただし，独特の細胞壁構造を持っている抗酸菌や細長いらせん状の1群であるスピロヘータなどグラム染色で染まりにくい細菌もいます（表6，7）。

　また，形には大きく分けて丸いものを球菌，細長いものを桿菌，らせん状のらせん菌があり，色と合わせて区別します。臨床上問題となりやすい菌は，黄色ブドウ球菌に代表されるグラム陽性球菌（表2）と大腸菌や緑膿菌に代表されるグラム陰性桿菌（表4）です。

　　S. pyogenes は咽頭炎や扁桃炎など学童の感染症として有名。皮膚感染症の伝染性膿痂疹（とびひ）は劇症型感染症になることもある。

表2　グラム陽性球菌

	属	代表菌
カタラーゼ産生	スタフィロコッカス *Staphyloccccus*（ブドウ球菌）	
	コアグラーゼ産生	アウレウス *S. aureus*（黄色ブドウ球菌）
	コアグラーゼ非産生	エピデルミディス *S. epidermidis*
カタラーゼ非産生*	ストレプトコッカス *Streptococcus*（レンサ球菌）	ピオゲネス *S. pyogenes*（A群β溶血性レンサ球菌＝化膿性レンサ球菌）
		アガラクティエ *S. agalactiae*（B群β溶血性レンサ球菌）
		ニューモニエ *S. pneumoniae*（肺炎球菌）
		ビリダンス ストレプトコッチ *Viridans Streptococci*（緑色レンサ球菌）
	エンテロコッカス *Enterococcus*（腸球菌）	フェカーリス *E. faecalis*
		フェシウム *E. facium*
		アビウム *E. avium*

＊：上記以外，ラクトコッカス *Lactococcus* 属やアエロノコッカス *Aeronococcus* 属などもある。

表3　グラム陽性桿菌

属	代表菌	芽胞
コリネバクテリウム *Corynebacterium*	ジフテリアエ *C. diphtheriae*（ジフテリア菌）	—
リステリア *Listeria*	モノサイトゲネス *L. monocytogenes*（リステリア菌）	—
バチルス *Bacillus*	アンシラシス *B. anthracis*（炭疽菌）	あり
	セレウス *B. cereus*（セレウス菌）	あり

P. aeruginosc（緑膿菌）は湿気を好む細菌で，長期間にわたって飢餓に耐えられる。

表4　グラム陰性桿菌

属	代表菌	属	代表菌
シトロバクター *Citrobacter*	フロインディイ *C. freundii*	エルシニア *Yersinia*	ペスティス *Y. pestis*（ペスト菌）
	コセリ *C. koseri*		エンテロコリティカ *Y. enterocolitica*（腸炎エルシニア）
エシュリキア *Escherichia*	コリ *E. coli*（大腸菌）	カンピロバクター *Campylobacter*	ジェジュニ *C. jejuni*
エンテロバクター *Enterobacter*	クロアカ *E. cloacae*	ヘリコバクター *Helicobacter*	ピロリ *H. pylori*
クレブシエラ *Klebsiella*	エロゲネス *K. aerogenes*	ビブリオ *Vibrio*	コレラエ *V. cholerae*（コレラ菌）
	ニューモニエ *K. pneumoniae*（肺炎桿菌）		パラヘモリティカス *V. parahaemolyticus*（腸炎ビブリオ）
	オキシトカ *K. oxytoca*	ヘモフィルス *Haemophilus*	インフルエンザエ *H. influenzae*（インフルエンザ菌）
プロテウス *Proteus*	ミラビリス *P. mirabilis*		
	ブルガリス *P. vulgaris*	ボルデテラ *Bordetella*	パーツシス *B. pertussis*（百日咳菌）
セラチア *Serratia*	マルセッセンス *S. marcescens* など	シュードモナス *Pseudomonas*	エルジノーサ *P. aeruginosa*（緑膿菌）
シゲラ *Shigella*（赤痢菌）	ディセンテリアエ *S. dysenteriae*	レジオネラ *Legionella*	ニューモフィラ *L. pneumophila*（レジオネラ菌）
	フレクスネリ *S. flexneri*		
	ボイディイ *S. boydii*	ブルセラ *Brucella*	メリテンシス *B. melitensis*
	ソンネ *S. sonnei*		スイス *B. suis*
サルモネラ *Salmonella*	ティフィ *S. Typhi*（チフス菌）	アシネトバクター *Acinetobacter*	バウマニイ *A. Baumannii*
	パラティフィ *S. Paratyphi A*（パラチフスA菌）	ステノトロフォモナス *Stenotrophomonas*	マルトフィリア *S. maltophilia*
	エンテリティディス *S. Enteritidis*	バークホルデリア *Burkholderia*	セパシア *B. cepacia*（セパシア菌）
	ティフィムリウム *S. Typhimurium*		

（注）上記以外に腸内細菌科の *Providencia*（プロビデンシア）属や *Morganella*（モルガネラ）属など多数存在する。

 C. albicans は上部消化管，*C. glabrata* は下部消化管に常在する。

表5　グラム陰性球菌

属	代表菌
ナイセリア *Neisseria*	ゴノレエ *N. gonorrhoeae*（淋菌）
	メニンジティディス *N. meningitides*（髄膜炎菌）
モラクセラ *Moraxella*	カタラーリス *M. catarrhalis*

表6　抗酸菌

属	代表菌	MAC
マイコバクテリウム *Mycobacterium*	ツベルクローシス *M. tuberculosis* （結核菌）	
	アビウム *M. avium*	○
	イントラセルラーレ *M. intracellulare*	○
	カンサシイ *M. kansassi*	
	レプラエ *M. lprae*（らい菌）	

表7　スピロヘータ

属	代表菌
トレポネーマ *Treponema*	パリダム *T. pallidium*
ボレリア *Borrelia*	ブルグドルフェリ *B. burgdorferi*
	レカレンティス *B. recurrentis*
レプトスピラ *Leptospira*	インターロガンス *L. interrogans*

C. glabrata の一部はアゾール系真菌薬に耐性を示し，さらにはキャンディン系抗真菌薬にも耐性が増えている。

増殖する環境で分類

　多くは増殖環境にある酸素の程度から分類されます。酸素がある環境のみ増殖する好気性菌（偏性好気性菌），酸素があってもなくても増殖できる通性菌（通性嫌気性菌），酸素がない環境で増殖する（酸素があると生きられない）嫌気性菌（偏性嫌気性菌）に分かれます。好気性菌と通性菌をまとめて好気性菌として扱うこともあります。また，嫌気性菌は「土壌中に芽胞として存在す

表8　嫌気性球菌

	属	代表菌
グラム陽性球菌	ペプトストレプトコッカス *Peptostreptococcus*	―
	ペプトコッカス *Peptcoccus*	
グラム陽性桿菌	クロストリジウム *Clostridium*	ボツリヌス *C. botulinum*
		テタニ *C. tetani*
		パーフリンゲンス *C. perfringens*（Welch菌）
	クロストリディオイデス *Clostridioides*	ディフィシル　　クロストリジウム ディフィシル *C. difficile*（旧*Clostridium difficile*）
	キューティバクテリウム *Cutibacterium*	アクネス　　プロピオニバクテリウム アクネス *C. acnes*（旧*Propionibacterium acnes*）
グラム陰性球菌	ベーヨネラ *Veillonella*	―
グラム陰性桿菌	バクテロイデス *Bacteroides*	フラジリス *B. fragilis*
		シータイオタオーミクロン *B. thetaiotaomicron*
	プレボテラ *Prevotella*	ビビア *P. bivia*
	フソバクテリウム *Fusobacterium*	ヌクレアータム *F. nucleatum*

β-D グルカンは，アルブミンや免疫グロブリン，セルロース系透析膜，TAZ/PIPC などで偽陽性になることがある。

る菌」と, 「芽胞を形成せず, 人の口腔, 腸, 膣などの粘膜に常在する菌」があります (表8)。

その他の細菌に分類

それ以外として, グラム染色で染まりにくい抗酸菌やスピロヘータなどがあります (表6, 7)。

表9 真菌の分類

	属	代表菌
糸状菌	アスペルギルス **Aspergillus**	フミガータス *A. fumigatus*
		フラバス *A. flavus*
		ニガー *A. niger*
		テレウス *A. terreus*
	ムーコル **Mucor**	シルシネロイデス *M. circineroides*
酵母	カンジダ **Candida**	アルビカンス *C. albicans*
		グラブラータ *C. glabrata*
		パラプシローシス *C. parapsilosis*
		クルセイ *C. krusei*
		トロピカリス *C. tropicalis*
		ギリエルモンディ *C. guilliermondii*
	クリプトコックス **Cryptococcus**	ネオフォルマンス *C. neoformans*
		ガッティ *C. gattii*
糸状菌と酵母	トリコスポロン **Trichophyton**	—

Candida 属は口腔内常在菌でもあるため, 喀痰から分離された場合は, 解釈に注意が必要である。

真菌の分類

　真菌の分類は形態により分類され，糸状菌と酵母に分けられます。酵母に含まれる *Candida* 属は菌種により真菌薬の感受性が違うので注意が必要です（表9）。酵母に含まれる *Candida* は菌種により真菌薬の感受性が違うので注意が必要です。

> **MEMO**
>
> 細菌の耐性機序
>
> 　細菌の耐性機序は主に4つあり，①薬剤の不活化，②標的の変異，③薬剤の取り込み口の減少，④薬剤の排出です。この耐性機序は，生まれつき細菌が持っている耐性（自然耐性）と，後から獲得する耐性（獲得耐性）があり，特に獲得耐性に関しては抗菌薬の適正使用が重要になってきます。
>
> 　獲得耐性にもいくつかの方法があり，突然変異などにより耐性化する方法や，プラスミドなどにより異なる菌株・菌種の間で耐性を獲得する方法（接合伝達）などがあります。基質特異性拡張型β-ラクタマーゼ（ESBL）やメタロβ-ラクタマーゼ（MBL）などがその代表例です。

　C. neoformans のような汚染菌となりにくい真菌が分離された場合は，原因菌と考えよう。

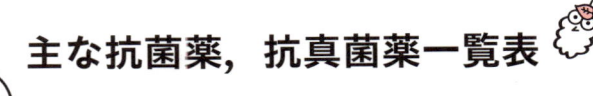
主な抗菌薬, 抗真菌薬一覧表
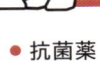

● 抗菌薬

略語	一般名	商品名
ABK	アルベカシン硫酸塩	ハベカシン
ABPC	アンピシリン水和物	ビクシリン
ABPC/MCIPC	アンピシリン水和物/クロキサシリンナトリウム水和物（1：1）	ビクシリンS
AMK	アミカシン硫酸塩	アミカシン硫酸塩
AMPC	アモキシシリン水和物	サワシリン, パセトシン
AZM	アジスロマイシン水和物	ジスロマック
AZT	アズトレオナム	アザクタム
BIPM	ビアペネム	オメガシン
CAM	クラリスロマイシン	クラリス, クラリシッド
CAZ	セフタジジム水和物	セフタジジム
CAZ/AVI	セフタジジム水和物/アビバクタムナトリウム	ザビセフタ
CCL	セファクロル	ケフラール
CDTR-PI	セフジトレン ピボキシル	メイアクト
CEX	セファレキシン	ケフレックス
CEZ	セファゾリンナトリウム水和物	セファメジン
CFDC	セフィデロコルトシル酸塩硫酸塩水和物	フェトロージャ
CFDN	セフジニル	セフゾン
CFPM	セフェピム塩酸塩水和物	セフェピム
CFPN-PI	セフカペン ピボキシル塩酸塩水和物	フロモックス
CFTM-PI	セフテラム ピボキシル	トミロン

略語	一般名	商品名
CL	コリスチンメタンスルホン酸ナトリウム	オルドレブ
CLDM	クリンダマイシン塩酸塩	ダラシン
CLDM	クリンダマイシンリン酸エステル	ダラシンS
CMZ	セフメタゾールナトリウム	セフメタゾン
CP	クロラムフェニコールコハク酸エステルナトリウム	クロロマイセチン
CPFX	シプロフロキサシン塩酸塩	シプロキサン
CTM	セフォチアム塩酸塩	パンスポリン
CTRX	セフトリアキソンナトリウム水和物	ロセフィン
CTX	セフォタキシムナトリウム	クラフォラン, セフォタックス
CVA/AMPC	クラブラン酸カリウム/アモキシシリン水和物（1：14）	クラバモックス
CVA/AMPC	クラブラン酸カリウム/アモキシシリン水和物（1：2）	オーグメンチン
CXM-AX	セフロキシム アキセチル	オラセフ
CZOP	セフォゾプラン塩酸塩	ファーストシン
DAP	ダプトマイシン	キュビシン
DKB	ジベカシン硫酸塩	パニマイシン
DOXY	ドキシサイクリン塩酸塩水和物	ビブラマイシン
DRPM	ドリペネム水和物	フィニバックス
EB	エタンブトール塩酸塩	エサンブトール
EM	エリスロマイシンエチルコハク酸エステル	エリスロシンドライシロップ
EM	エリスロマイシンステアリン酸塩	エリスロシン錠

■ 主な抗菌薬，抗真菌薬一覧表

略語	一般名	商品名
EM	エリスロマイシンラクトビオン酸塩	エリスロシン点滴静注
FMOX	フロモキセフナトリウム	フルマリン
FOM	ホスホマイシンカルシウム	ホスミシン
FOM	ホスホマイシンナトリウム	ホスミシンS
FRPM	ファロペネムナトリウム	ファロム
GM	ゲンタマイシン硫酸塩	ゲンタシン
INH	イソニアジド	イスコチン
IPM/CS	イミペネム水和物/シラスタチンナトリウム (1:1)	チエナム
ISP	イセパマイシン硫酸塩	イセパシン，エクサシン
KM	カナマイシン硫酸塩	カナマイシン
KM	カナマイシン一硫酸塩	カナマイシンカプセル
LMOX	ラタモキセフナトリウム	シオマリン
LSFX	ラスクフロキサシン塩酸塩	ラスビック
LVFX	レボフロキサシン水和物	クラビット
LZD	リネゾリド	ザイボックス
MEPM	メロペネム水和物	メロペン
MFLX	モキシフロキサシン塩酸塩	アベロックス
MINO	ミノサイクリン塩酸塩	ミノマイシン
OFLX	オフロキサシン	タリビット
PAPM/BP	パニペネム/ベタミプロン (1:1)	カルベニン
PCG	ベンジルペニシリンカリウム	ペニシリンGカリウム
PCG	ベンジルペニシリンベンザチン水和物	ステルイズ水性懸濁筋注
PIPC	ピペラシリンナトリウム	ペントシリン

略語	一般名	商品名
PL-B	ポリミキシンB硫酸塩	硫酸ポリミキシンB
PUFX	プルリフロキサシン	スオード
PZA	ピラジナミド	ピラマイド
PZFX	パズフロキサシンメシル酸塩	パズクロス，パシル
REL/IPM/CS	レレバクタム水和物/イミペネム水和物/シラスタチンナトリウム	レカルブリオ
RFP	リファンピシン	リファジン，リマクタン
RXM	ロキシスロマイシン	ルリッド
SBT/ABPC	スルバクタムナトリウム/アンピシリンナトリウム（1：2）	ユナシン-S
SBT/CPZ	スルバクタムナトリウム/セフォペラゾンナトリウム（1：1）	スルペラゾン
SBTPC	スルタミシリントシル酸塩水和物	ユナシン
SM	ストレプトマイシン硫酸塩	硫酸ストレプトマイシン
TAZ/CTLZ	タゾバクタムナトリウム/セフトロザン硫酸塩	ザバクサ
TAZ/PIPC	タゾバクタムナトリウム/ピペラシリン水和物（1：8）	ゾシン
TC	テトラサイクリン塩酸塩	アクロマイシン
TEIC	テイコプラニン	タゴシッド
TFLX	トスフロキサシントシル酸塩水和物	オゼックス
TGC	チゲサイクリン	タイガシル
TOB	トブラマイシン	トブラシン
TZD	テジゾリド	シベクトロ
VCM	バンコマイシン塩酸塩	塩酸バンコマイシン

■ 主な抗菌薬，抗真菌薬一覧表

● 抗真菌薬

略語	一般名	商品名
5-FC	フルシトシン	アンコチル
AMPH-B	アムホテリシンB	ファンギゾン
CPFG	カスポファンギン酢酸塩	カンサイダス
FLCZ	フルコナゾール	ジフルカン
F-FLCZ	ホスフルコナゾール	プロジフ
ISCZ	イサブコナゾール（イサブコナゾニウム硫酸塩）	クレセンパ
ITCZ	イトラコナゾール	イトリゾール
L-AMB	リポソームアムホテリシンB	アムビゾーム
MCFG	ミカファンギンナトリウム	ファンガード
MCZ	ミコナゾール	フロリード
PSCZ	ポサコナゾール	ノクサフィル
VRCZ	ボリコナゾール	ブイフェンド

索 引

欧 文

一問一答で確認！

読んで覚える抗菌薬ベーシック

定価　本体3,400円（税別）

2025年2月17日　発　行

監　修	関　雅文
執　筆	尾田　一貴　山田　智之　橋口　亮　上田　浩貴
	眞継　賢一　山本　圭城
発行人	武田　信
発行所	株式会社　じ ほ う

　　　101-8421　東京都千代田区神田猿楽町1-5-15（猿楽町SSビル）
　　　振替　00190-0-900481
　　　＜大阪支局＞
　　　541-0044　大阪市中央区伏見町2-1-1（三井住友銀行高麗橋ビル）
　　　お問い合わせ　https://www.jiho.co.jp/contact/

©2025　　　　　装丁・組版　クニメディア(株)　　　印刷　シナノ印刷(株)
Printed in Japan